U0323690

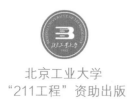

北京工业大学
"211工程" 资助出版

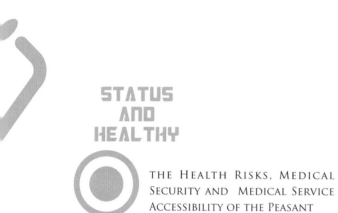

STATUS
AND
HEALTHY

THE HEALTH RISKS, MEDICAL
SECURITY AND MEDICAL SERVICE
ACCESSIBILITY OF THE PEASANT

地位与健康

农民的健康风险、
医疗保障及医疗服务可及性

赵卫华◎著

社会科学文献出版社
SOCIAL SCIENCES ACADEMIC PRESS (CHINA)

总　　序

　　"211 工程"是新中国成立以来教育领域唯一的国家重点建设工程，面向 21 世纪重点建设 100 所高水平大学，使其成为我国培养高层次人才，解决经济建设、社会发展和科技进步重大问题的基地，形成我国高等学校重点学科的整体优势，增强和完善国家科技创新体系，跟上和占领世界高层次人才培养和科技发展的制高点。

　　中国高等教育发展迅猛，尤其是 1400 所地方高校已经占全国高校总数的 90%，成为我国高等教育实现大众化的重要力量，成为区域经济和社会发展服务的重要生力军。

　　在北京市委、市政府的高度重视和大力支持下，1996 年 12 月我校通过了"211 工程"部门预审，成为北京市属高校唯一进入国家"211 工程"重点建设的百所大学之一。我校紧紧抓住"211 工程"建设和举办奥运的重要机遇，实现了两个历史性的转变：一是实现了从单科性大学向以工科为主，理、工、经、管、文、法相结合的多科性大学的转变；二是实现了从教学型大学向教学研究型大学的转变。"211 工程"建设对于我校实现跨越式发展、增强服务北京的能力起到了重大的推动作用，学校在学科建设、人才培养、科学研究、服务北京等方面均取得了显著的成绩，综合实力和办学水平得到了大幅度的提升。

　　至 2010 年底，我校的学科门类已经覆盖了 8 个：工学、理学、经济学、管理学、文学、法学、哲学和教育学。现拥有 8 个一级学科博士学位授权点、37 个二级学科博士学位授权点和 15 个博士后科研流动站；拥有 15 个一级学科硕士学位授权点和 81 个二级学科硕士学位授权点；拥有 6 种类型硕士研究生专业学位授权资格，工程硕士培养领域 19 个；拥有 3 个国家重点学科、16 个北京市重点学科和 18 个北京市重点建设学科。

目前，学校有专任教师 1536 人，全职两院院士 5 名，博士生导师 220 人，有正高职称 294 人和副高职称 580 人，专任教师中具有博士学位教师的比例达到 54.6%。有教育部"长江学者"特聘教授 4 人，国家杰出青年基金获得者 6 人，入选中组部"千人计划" 1 人，北京市"海聚工程" 3 人，教育部新（跨）世纪优秀人才支持计划 15 人。

2010 年学校的到校科研经费为 6.2 亿元。"十一五"期间，学校承担了国家科技重大专项 28 项、"973 计划"项目 16 项、"863 计划"项目 74 项、国家杰出青年基金 2 项、国家自然科学基金重点项目 8 项、科学仪器专项 2 项、重大国际合作项目 1 项、北京市教委面上和青年基金项目 347 项、北京市自然科学基金项目 180 项，获国家级奖励 14 项。现有 1 个共建国家工程研究中心、7 个部级或省部共建科研基地、11 个北京市重点实验室和 3 个行业重点实验室。

为了总结和交流北京工业大学"211 工程"建设的科研成果，学校设立了"211 工程"专项资金，用于资助出版系列学术专著。这些专著从一个侧面代表了我校教授、学者的学科方向、研究领域、学术成果和教学经验。

展望北工大未来，我们任重而道远。我坚信，只要我们珍惜"211 工程"建设的重要机遇，构建高层次学科体系，营造优美的大学校园，我校在建设国际知名、有特色、高水平大学的进程中就一定能够为国家，特别是为北京市的经济建设和社会发展作出更大的贡献。

中国工程院院士
北京工业大学原校长　左铁镛

2011 年 6 月

序　言

我国是一个农民大国，2011年，我国的城市化率才刚刚突破50%，还有将近一半人口生活在农村。在城市中，还有2亿多人属于农民工，从社会意义上讲，这部分人中很大一部分还是农民。可以说，虽然我们在经济上已经进入了工业社会的中期阶段，但是在社会结构上，我国依然是一个农民大国。农民构成了我国社会结构中庞大的底层，是占人口绝大多数的一个部分。

提高我国农民的健康水平是提高我国人口素质的关键。当前，城乡居民的健康水平还存在很大的差距，农民在预期寿命、死亡率、儿童身体发育等各项健康指标上与城市居民存在着很大差距。居民的健康状况是衡量一个国家或者地区经济社会发展状况的综合指标。城乡居民健康水平的差距实际上是我国城乡经济社会差距的一个表现，因此，加快农村发展，缩小城乡差距是缩小城乡居民健康差距、提高农民健康水平的基础和前提。

新中国成立以来，我国城乡居民的健康状况有了巨大的改善，城乡居民的人均预期寿命大幅度提高，这是一个了不起的成就。这一成就的取得很大程度上要归功于中国在经济发展水平还比较低的条件下，在农村率先建立起了比较好的基本医疗服务体系，特别是中国农村的合作医疗制度和"赤脚医生"制度。这对农村居民健康水平提高起了至关重要的作用，世界卫生组织对此作了高度的评价，认为是发展中国家解决农村医疗问题的典范。

中国农村率先改革，在农村推行家庭联产承包责任制，把土地等其他生产资料承包给农民，农民获得了土地的使用权，获得了生产经营自主权，这调动了广大农民的生产积极性，解放了生产力，农业生产、农村经济都有很大发展，农村社会也发生了很大的变化。但是因为各种原因，农村第二步改革被推迟了，在原来计划经济体制条件下形成的城乡二元经济社会结构不仅没有被破除，有些方面还更加严重了。在经济上城乡收入差距，改革初期是缩小的，后来反而扩大了。在社会方面，虽然宣布实行义务教育，但很多农村还是靠乡镇集资来办的，农村已建的合作医疗体系，因为村集体经济衰弱，无力支撑，卫生部门的力量主要在城市，所以农村三级医疗网多数弄得网破人散，许多农村的"赤脚医生"所剩无几了。我 2001 年底参加过一次中央领导同志在中南海召开的农村工作座谈会。会上有位部门的领导同志专门讲了他对中部地区一个县的农村合作医疗破败状况的调查。得出一个结论，当时的农村合作医疗已经不仅是名存实亡，而且是名亡实亡，当地的青年农民已经不知"合作医疗"、"赤脚医生"为何物了。当时的农村经济状况好了，温饱问题已经解决了，但是缺医少药的状况比改革开放前还严重了。许多农民得了病，只好"小病拖，大病抗"。有些农民大病拖成重病，住了医院，即使幸运，治好了，也要背一身债，成了困难户，多少年翻不过身来。这种因病致贫户还占有不小的比例。他讲时，举了很多例证，有名有姓，有事实，有数据，最后，他建议中央要重视并采取措施解决农村缺医少药的严重问题。他讲完，主持座谈会的领导同志就站了起来，对大家讲，都说改革开放以后什么都好了，成绩怎样怎样，事实并非完全如此。刚才讲的农村现在缺医少药的情况比人民公社时期还不如，就是一例。这是个大问题，事关直接影响广大农民群众健康和素质的重大问题，也是事关农村脱贫致富的大问题。会议以后，要专门研究，制定相应的政策和措施来解决这个大问题。2002 年 6 月，中央召开了全国农村医疗卫生工作会议，专门研讨重建农村医疗体系等问题。2002 年 11 月，中共十六次代表大会的政治报告中，提出要"建立适应新形势要求的卫生服务体系和医疗保健体系，着力改善农村医疗卫生状况，提高城乡居民的医疗保健水平"。2003 年，中共中央国务院决定，在农村建立新型农村合作医疗制度。开始，"新农合"的标准比较低，国家出 20 元，农民出 10 元。经过近几年的努力，现在"新农合"已经基本覆盖到全部农村，有 8 亿多农民加入了"新农合"，随着财力的增长，标准也提高了。2010 年，政府出 240元，农民出 60 元，这样，农民看病、住院的费用，很大一部分能报销了，有效地缓解了看病难、看病贵的问题。

但是，应该看到，农民的健康问题不仅仅是看病难、看病贵的问题。在工业化、城市化和现代化进程中，农民的健康面临着比以往更多的新威胁。作为一个庞大的社会底层群体，农民承受着比其他群体更多的健康风险。工业化带来的环境污染、食品安全等更多地威胁着农民的健康，由工业化带来的各种职业病和职业风险，其主要威胁群体也是农民工。但是，新中国成立以后，在计划经济体制的背景下，农民和农民工的社会权利"天然地"被排斥在国家正式体制的保障之外。虽然，近 10 年来已有了很大的改善，但是城乡二元经济社会结构仍未破除。农民作为一个身份群体，还只能主要依靠传统家庭的力量来抵抗现代化的系统风险。缺乏应有的体制保护，健康权利缺失仍然是当前农民健康面临的深层次问题。

一般来说，经济社会发展将带来人的健康水平的提高，但是当我们检视中国农民的健康状况时，可以看到，从 1990 年代起，农民的健康状况，特别是青壮年劳动力的健康状况却出现了一个显著的下降态势。这恰恰反映了 20 世纪 90 年代中期以来农村的发展状况：农村经济社会发展缓慢，农民相对经济社会地位的下降。从这一点来说，如何改善中国农民的健康问题，不仅仅是改善其医疗问题，而更主要的是必须要破除城乡二元经济社会结构，实行城乡一体化，从而使综合的农村经济社会全面发展和农民权利得到应有的保护。这一问题还非常值得研究。

赵卫华同志撰写的《地位与健康——农民的健康风险、医疗保障及医疗服务可及性》一书从城乡关系和农民的社会经济地位这样一个宏观的社会学命题出发，研究了当前农民的健康状况和健康风险，新型农村合作医疗制度对缓解农民看病难、看病贵的作用和效果，现有的医疗服务体系对农民医疗服务可及性的影响问题。书中通过大量翔实的数据展现了城乡经济社会差距以及城乡居民的健康差距；揭示了工业化进程中农民所面临的不断增加的健康风险，分析了当前农民工职业病防治面临的制度困境；对新型农村医疗保障的制度绩效进行了全方位的分析和评估，并对当前农村医疗服务体系的状况，特别是乡镇卫生院的状况进行了调研分析。该书比较全面地分析了当前提高农民健康水平所面临的种种问题和困境，是一本视野开阔、有价值的研究农民健康问题的书，很值得一读。

陆学艺

2012 年 9 月 20 日

目　　录

第一编　农民的健康风险

第三编　农村医疗服务：能否质优价廉

农民的健康风险

　　农民的经济社会地位很大程度上决定了他们的健康风险，社会经济地位低下/社会权利贫困是当前农民健康问题的深层次根源。城乡二元经济社会体制不但造成了持续扩大的城乡发展差距，也造成了城乡居民社会权利和健康状况的巨大差距。工业化、城市化使农民面临更多的健康风险，如环境污染、职业伤害、假冒伪劣食品等，这些风险正使农村居民面临着前所未有的健康威胁。

第一章 社会经济地位与健康

一 健康是什么

健康一直是一个相对的概念，医学上对健康和疾病的定义是一系列技术指标的不断变化。随着医疗行业日益成为一个利益集团，人的身体也越来越医疗化，很多以前不被认为是疾病的身体现象也疾病化了。有人认为，凭借一种"恐惧宣传"和疾病定义的扩大，各类疾病的潜在患者和现实患者在迅速增长。医药行业在不断地发明疾病，进行恐惧营销，他们的营业额也在蒸蒸日上。如"30年前，在亨利·加兹登在任默克公司CEO时，还没有一个叫做高胆固醇的疾病。而今，高胆固醇所造成的恐惧已威胁到全球数千万人的健康。"①

对健康和疾病的界定越来越医学化，但是实际上健康问题却不纯粹是一个医学的问题，它很大程度上是一个社会学的问题。在医学上把越来越多的身体状况定义为疾病的同时，也有一些虽然已经影响到日常生活的疾病，但是并不被患者看做疾病，或者至少没有就医的需求，特别是对于经济落后的地区，人们观念上的健康标准要低得多。社会文化背景不同，社会经济地位不同，

① 〔澳〕雷·莫尼汉、〔加〕阿兰·卡塞尔：《药祸》，安徽人民出版社，2007，第3页。

对健康和疾病的理解大相径庭。

什么是健康，什么是疾病？实际上是一个社会学问题。世界卫生组织给"健康"下了这样一个定义："健康不仅是没有疾病或不受伤害，而且还是生理、心理和社会幸福的完好状态。"① 在这个定义中，"健康"一词，明显包括了三重含义：其一，没病没灾；其二，身心健康；其三，精神愉悦。这样理想的"完好状态"显然远远超出了"医疗卫生"的范围。

而根据社会学家帕森斯对病人角色的定义，疾病是一个社会文化概念，"健康和疾病与个人在社会中的特殊状态以及与社会参与性有关，还与他的社会文化传统有关。"② 范舍尔和布什在应用帕森斯的健康与疾病的社会文化定义时，提出了一个框架。他们假定健康状况存在着 11 种连续状况③，这些状态从社会功能正常到社会功能失调。

如果从人的社会功能来界定疾病的话，不同的文化背景下疾病的内涵又有很大差别。按照柄谷行人的说法，与每个人身体上的反应无关，病以某种分类表、符号论式的体系存在着，这是一

---

① 科克汉姆：《医学社会学》，杨辉、张拓红等译，华夏出版社，2000。

② F. D. 沃林斯基：《健康社会学》，孙牧虹等译，社会科学文献出版社，1999，第 127～128 页。

③ 1. 安宁。个体没有患病的状态，他的状况符合世界卫生组织提出的"肉体、心理和社会的安康"标准。2. 不满意。个体健康状况虽然轻度偏离了三个方面的安康标准，但是就其社会处境而言，健康状况仍然在可接受的限度之内，如接受牙病治疗。3. 不舒服。虽然已经出现某些症状，但是日常活动仍然能照常进行，尚无明显的效率下降表现。4. 不太严重的缺乏能力。日常活动仍可进行，但是工作效率却因为疾病而大大下降。5. 严重缺乏能力。日常活动受限制，工作效率严重下降。6. 丧失能力。个人已经无力完成他们的日常活动，但是仍然可走动，能在社区内活动。7. 活动受限制。个人已因病卧床不起，但尚未住进医院。8. 活动受限并卧床不起。个人活动已经被限制在床上。9. 隔离。个人与家庭以及朋友隔离，并住进医院。10. 昏迷，个人已经临近死亡。11. 死亡。引自 F. D. 沃林斯基：《健康社会学》，孙牧虹等译，社会科学文献出版社，1999，第 128 页。

种脱离了每个病人的意识而存在着的社会制度。[①] 作为一种社会制度的隐喻，疾病在不同制度下是不同的，如在西医传入中国之前，传统中医都是"坐堂看诊"，病人有病征时方去请大夫诊视，"收生姥姥"也是在孕妇即将生产时才去"认门"，是否需要医生是一个个人的事情。而西医传入中国以后，这些传统疾病和健康的观念就被颠覆了，生命过程被纳入严格的医疗体系中。特别是预防医学，它对人们从生到死的各个阶段都有监控的标准，如人们怀孕、分娩、新生儿照顾都纳入了医疗的范畴。古代我们有"寿终正寝"之说，今天我们看到的则是人因为各种疾病而死去。[②]

因此，从健康和疾病的社会文化定义看，在不同的文化背景、医疗制度下，关于身体的不同程度的不适状态，有的可能认为是疾病，需要就医，有的则不认为是疾病，不需要就医。对健康的社会文化定义差别在很大程度上决定了人的医疗卫生服务需要。一方面，已经富裕起来的社会在不断更新疾病和健康的概念，过度消耗着医疗资源；另一方面，那些贫困的、底层的人们，他们正在为疾病所困扰，缺少基本的医疗资源，其健康正遭受着损害。

二　什么决定了我们的健康

什么决定了人的健康，这是一个比较复杂的问题。健康具有个体差异性，在我们的生活中，有生活条件极好的人英年早逝，也有穷人长命百岁；有的婴儿在极度健康的环境下能茁壮成长，

---

① 杨念群：《再造"病人"》，中国人民大学出版社，2006，第6页。
② 杨念群：《再造"病人"》，中国人民大学出版社，2006，第116页。

也有的婴儿在极度呵护下夭折。这些个体的差异似乎没有相似之处，但是就总体而言，人们的健康水平和一些特定因素具有显著的统计相关性，人口总体的健康水平与这些因素的变化密切相关。

对于影响健康的因素，卫生经济学从社会健康总产出的角度，把健康看成是卫生保健、人口的生物遗传、环境和生活方式等因素的函数，认为后三种因素的提高会提高社会的健康产出水平，而卫生保健水平的提高则存在边际效益递减的变化，当卫生保健的投入达到一定水平后，继续投入并不会带来健康产出的增加，甚至有可能带来健康的损害，使得医疗保健的边际产出为负值。[①]

国内有学者从健康差异和健康公平的角度，把影响健康差异的因素概括为 5 个方面：①自然和生物学差异；②健康行为和健康意识；③工作、家庭、环境中有损健康因素；④健康和其他公共服务的可及性；⑤自然选择或与健康有关的社会迁移，如患病人群有迁往较低的社会等级的趋势。他认为在以上 5 类因素中，①和②为非外在因素（如政策等）作用的结果，故由此导致的卫生服务和健康的差别，不应被评价为不公平；由③、④所导致的健康的差别，一般可认为是不公平，而在第 5 个因素中，患病后变穷和先天性疾病可能是不可避免的，但患病人群的低收入可能是可预防的和不公平的，即由此导致的健康状况的差别应视为不公平。[②] 深入探究，每一种因素后面，都有社会不平等造成的健康不平等。

---

① 舍曼·富兰德、艾伦·C. 古德曼、迈伦·斯坦诺：《卫生经济学》（第三版），中国人民大学出版社，2004，第 103 页。

② 陈家应、龚幼龙、严非：《卫生保健与健康公平性研究进展》，《国外医学（卫生经济分册）》2000 年第 4 期。

在影响个体健康的因素中，遗传因素是影响人的健康的基础性条件，有的家庭很长寿，有的家庭有遗传性疾病而不长寿。但是，关于遗传对健康的影响还受到个人生活方式和环境条件等的影响，甚至这些影响是更具决定性的。如有研究表明，即使是遗传因素非常相似的双胞胎，其后天的社会经济条件不同，生活方式和健康水平也有很大区别。

经济发展与国民健康有非常重要的关系。从总体情况看，各国居民健康水平是随着经济发展水平的提高而不断提高的。随着经济发展，人的预期寿命，婴儿死亡率、患病率、营养状况、身体发育状况等指标都很快得到改善。国民的平均健康水平随着经济发展水平的提高而不断提高，这是一个基本规律。如表 1－1 所示，不同经济发展水平的国家，其国民健康指标也有很大差别。

表 1－1　1995～2000 年不同发展类别国家（地区）的期望寿命和死亡率

发展类别	人口数（人）	年人均收入（美元）	期望寿命（岁）	1 岁以内婴儿死亡率（每1000 活产儿，‰）	5 岁以内儿童死亡率（每1000 活产儿，‰）
最不发达国家	643	296	51	100	159
其他低收入国家	1777	538	59	80	120
中低收入国家	2094	1200	70	35	39
中高收入国家	573	4900	71	26	35
高收入国家	891	28730	78	6	6

资料来源：世界卫生组织编著《宏观经济与卫生》，人民卫生出版社，2002，第 2 页。

但是，经济发展并不能必然地提高人的健康水平。经济发展水平相近的国家，其国民健康水平有很大的差异。"经济增长确实重要，但是远远不够，相同收入水平的国家健康指数差别悬殊。资料表明，73 个国家远远落后于千年发展目标中的婴儿死亡率指标，66个国家远远落后于千年发展目标中的儿童死亡率指标。"① 这里，国家的医疗卫生投入以及医疗卫生资源配置的公平性有重要的影响。如根据研究，日本是健康水平较高的国家，而美国的经济发展水平很高，但是其国民健康状况却与其经济地位不一致，这与医疗卫生资源配置的不公平有很大关系，所以奥巴马政府上台以后，医改成为其关注和赢取选票的重要方面。

生活方式对健康具有重要影响。在现代社会，随着疾病模式从原来的流行病、传染病转变为慢性病，生活方式对健康的影响越来越受到重视。有研究认为："目前对人们健康的威胁，10%来自疫苗病毒，10%来自遗传因素，30%来自环境，50%来自个人不健康的生活方式。" 由此可见，不健康的生活方式对人的健康危害十分严重。② 目前有大量关于生活方式与健康关系的研究，医疗保健医生也非常强调生活方式对健康的影响。生活方式的调整对一些慢性病（如高血压、心脏病、糖尿病等）非常重要。

虽然不良生活方式对健康具有非常严重的损害，但是，生活方式是一个与人们的经济社会地位相关的存在方式。不健康的生活方式有的是生活习惯造成，需要改变；有的则是由于生活的客观条件决定，难以通过个人努力改变；还有的不良生活方式与知识相关，是由于无知而导致的。所以，生活方式很大程度上受经济社会地位的影响，不良生活方式常常与较低社会地位联系在一起。工作时间长，工作环境差，工作透支体力、透支健康严重，生活环境的卫生条件差，生活水平不高，营养缺乏或者不均衡，生活习惯不好，吸烟、酗酒等，这些很大程度上都对健康有害。但是，这些不健康的生活方式对于很多较低社会阶层的人来说，

---

① 世界卫生组织编著《宏观经济与卫生》，人民卫生出版社，2002，第3页。
② 卢元镇：《体育社会学》，北京体育大学出版社，1993。

却是生活所迫。在一定程度上，可以说生活方式是从属于一个社会阶层生活境遇的必然性。

国外有研究认为，低阶层健康危害行为增加可能是迫于环境的压力，如烟草广告针对低阶层使他们更易于吸烟；由于贫穷或缺乏必要的设施，使他们选择营养低的饮食等，这些远远超出他们的控制，由此产生的健康差异也是不公平的。[①] 在我国，与低地位相联系的生活方式不健康也很普遍，如有些农民生活不规律，吃饭不注重营养，饮食结构单一，饮用水不洁净等。这些因素很大程度上又与其综合的经济地位有关，而不是他们不重视健康的结果。比较极端的情况是，很多从事高污染、高风险行业的农民，会患上终生不治的职业病，会因为各种事故而丢掉性命，但是挣钱养家糊口的动机会让他们无视职业对健康的损害。由于贫困和无知造成的健康损害更是严重，如在我国，铺天盖地的虚假医药广告充斥农村电视节目，假冒伪劣食品充斥农村市场，对农民健康的损害非常大[②]。

另一方面，健康不仅与个体相关，还与环境相关。在快速工业化的今天，职业病、环境污染、垃圾食品、有毒食品正在威胁人们的健康，而这些外在因素对健康的影响是一些人不能避免的，甚至是必须承受的。然而，这些外在因素带来的健康损害也并非同样分布在全体社会成员身上。当我们说环境恶化威胁人们的健康时，我们同时也可以说人们在享受着现代化的奢华生活。所以，社会成员经济社会地位的分化使得我们这个时代呈现两个截然相反的面孔。

---

① 星一、郭岩：《健康公平的研究进展》，《国外医学（医院管理分册）》1999年第4期。

② 这里最典型的例子就是阜阳"大头娃娃"和三鹿"三聚氰胺"事件中的"结石宝宝"。

因此，在经济发展水平和医疗条件都大幅度提高的情况下，平均健康水平的提高并不意味着健康状况的均等化。当我们深入探讨健康的影响因素和健康不平等的原因时，由社会经济地位差别而带来的权利差别对健康的影响是更值得关注的。

三　社会经济地位、权利与健康

（一）地位与健康

社会经济地位（SES）是社会学社会分层研究中一个非常重要的概念。社会经济地位是指一个人或者群体在一个社会结构中所处的位置。社会经济地位是一个综合指标，是一个由收入、教育程度、职业等指标形成的复合指标。

国外有大量关于社会经济地位与健康关系的研究。很多研究表明，不同社会经济地位的人群，其健康状况呈"梯度"特征：与社会经济状况好的人（高者）相比，社会经济状况差的人（低者）健康状况较差。对于各种各样的健康指标或患病状况，在不同的国家、地区或考察时段，这一规律都成立。总之，社会经济地位与健康的正向相关（或与"不健康"的反向相关）已经成为公认的事实。[①]

社会经济地位与健康状况无疑是相关的，但是二者是因果关系还是相关关系，这是有争论的。有观点认为，在同样的健康或疾病状况下，低社会经济地位者倾向于觉得自己健康状况更差或病得更厉害，于是被观察到更高的发病率或就医率。更多的观点认为二者存在因果关系，但是，是不健康导致了社会

[①]　齐良书、余秋梅：《社会经济状况与健康关系的研究综述》，《经济学家》2008年第2期。

经济地位的低下，还是社会经济地位的低下导致了不良的健康状况却存在一定争论。我国学者认为，比较可靠的结论应当是社会经济地位与健康互为因果，但是学术界和政策制定者都更关心社会经济地位对健康的影响。但也有学者研究认为是健康状况影响了人们经济能力的提高，如张车伟研究指出，在中国的贫困地区，营养和健康是制约农民收入增加的重要因素。贫困者的健康状况可能是他们无法摆脱贫困的根本原因。认为改善这些地方的营养状况和医疗卫生条件，将会极大地有助于这些地方农民收入的增加。① 因为健康影响社会经济地位是公平竞争的结果，而社会经济地位影响健康则可能反映了社会不公。社会经济地位影响健康实际上是对健康状况的一种社会解释，即"社会肇因"说。② "社会肇因"说从社会的角度来解释个人的健康状况，这种解释更能说明当前中国农民的健康及其成因。因为从社会学的角度来看，社会经济地位差异意味着社会成员在资源占有和利用方面存在的结构性差异，决定了个人的生活状况、压力水平、营养状况、医疗卫生服务获得情况甚至影响到人心理方面，由此通过多种途径影响着健康状况。社会经济地位导致健康不佳是一个社会问题，是单纯依靠个人的力量无法解决的问题。这种健康问题也是一种社会公平问题，需要通过社会政策的调整加以改善。

总体来看，我国城乡居民的预期寿命在不断提高，但是有研究却表明，我国居民的健康状况在下降，健康不平等在拉大。如赵忠利用1997年和2000年CHNS数据分析我国健康状况的

---

① 张车伟：《营养、健康与效率——来自中国贫困农村的证据》，《经济研究》2003年第1期。

② 齐良书、余秋梅：《社会经济状况与健康关系的研究综述》，《经济学家》2008年第2期。

不平等，研究发现我国的健康状况存在较大的地区差异。就总体健康水平而言，西部地区较差，沿海与东北地区较好，中部省份居中。农村与城镇相比，城镇的健康状况优于农村。比较1997 年和 2000 年的健康状况，各省变化的趋势并不一致。在调查涉及的 8 个省份中，4 个省份的健康状况变得更不平等了，2 个省份的健康状况得到改善，但剩下的 2 个省份均恶化了。就全部样本而言，不论是把农村与城镇合并起来还是分开来看，2000 年的健康状况都比 1997 年变得更加不平等。[①] 其他研究也得出了相似的结论，如刘广彬根据 CHNS2006 的实证调查数据所做的分析表明，2000～2006 年，我国居民的健康状况恶化，健康水平全面下降。[②] 居民健康不平等情况与经济发展水平不平等的情况基本相似，东北以及东部地区的居民健康状况相对较好，其次是河南、湖南等中部地区，广西、贵州等西部地区居民健康水平较差。[③]

哪些因素导致了不同人群间健康不平等也是学者们非常关心的问题。当前，国内越来越多的人也开始关注社会经济地位对健康的影响。社会经济地位是一个复杂的指标，收入当然是最重要的一个，还有职业、教育等其他因素。但是，在我国，对于社会经济地位的操作化定义还不是很细，关注的因素也比较单一，关注的问题也不够深入。总体来讲，国内关于社会经济地位对健康的影响，主要集中在收入差距、城乡差距对健康不平等的影响方

---

① 赵忠：《使用自评健康数据度量我国健康的不平等》，第五届中国经济学年会入选论文，http://www.cenet.org.cn/cn/CEAC/2005in/Renew30.pdf。转引自詹宇波：《健康不平等及其度量——一个文献综述》。
② 刘广彬：《我国居民的健康不平等状况及其发展趋势——基于 CHNS2006 年的健康自评数据》，《卫生经济研究》2009 年第 4 期。
③ 刘广彬：《我国居民的健康不平等状况及其发展趋势——基于 CHNS2006 年的健康自评数据》，《卫生经济研究》2009 年第 4 期。

面，特别关注城乡收入差距的影响。

收入低，健康状况低下，这种正相关关系或者因果关系还不能够说明收入低如何影响了健康水平，所以很多人对于二者之间的关系并没有进行更深入的探讨。当然，收入低，无钱看病，是收入低导致健康状况不佳的直接原因；收入低会导致生活压力大，压力太大也不利于健康。但是低收入群体中收入水平相当者是否健康水平也相当呢，这是一个没有回答的问题，如果收入水平相当而健康状况并不一样，则表明收入低并不是导致健康状况不佳的直接原因。国外有研究表明，同样的低收入，他们在不同社会结构中的位置不同，其健康状况并不一样，这实际上提示我们，在收入达到一定水平后，收入低并不是导致健康状况不佳的直接因素，而由于其在社会结构中的相对位置低而带来的社会压力及一系列权利差别是导致健康不佳的更重要的因素。实际上，健康是一个与地位和权利密切相关的因素，收入是一个重要影响变量，但是社会地位所代表的差异可能是影响健康状况的更重要的因素。WHO 及其专家一直强调，"导致居民健康状况分布不公平的根本原因是社会地位，而不是病毒和病原体"。[1]

不同国家间或同一国家不同社会人群间的健康状况和卫生服务利用确实存在着明显的差别，且这些差别可进行统计学测量，但并非所有的差别均代表不公平性，只有那些可避免的和不应有的差别才被认为是不公平，且在不同国家、不同时间，对不公平状态也有着不同的界定。[2] 哪些因素是可以避免和不应

---

[1]　刘丽杭、庸景霞：《社会经济地位对居民健康公平的影响》，《中国卫生经济》2004 年第 6 期。

[2]　Whitehead M.，"The concepts and principles of equity and health." *International Journal of HealthServices*22（1992）：29 - 445.

该有的呢？在 1991 年 WHO 欧洲地区委员会的报告中，结合影响健康的因素和公平性的概念，提出了 7 个提高卫生保健和健康公平性的行动原则。这 7 个原则的核心是如何建立提高公平性的政策。

（1）公平性政策的制定应关注改善生活和工作条件。因为目前很多健康不公平均是由生活和工作条件不良所引起，要降低不公平性，必须关注这些根本原因，并采取相应的预防性措施。

（2）公平性政策应注意有利于引导人们形成健康的生活方式。现代健康计划应基于支持和鼓励生活方式的转变，并采取各种手段维持健康的生活方式，以抵御不良社会压力。

（3）分散政策制定和决策权，鼓励人们参与政策制定的各个阶段。这一原则的目的是使人们觉得所有的计划和行动均是出于他们自己的需要，而不来自外部压力。

（4）各部门互相协作，共同评价各个部门的行为对人群健康的影响。人们已普遍接受这一观点，即不公平性的决定因素来自于许多不同的部门，因此，很明显需要考察所有部门的政策，评价其对健康可能的作用，特别是对社会中最脆弱人群的健康作用，以据此进行政策调整。

（5）国际水平上的互相关心与控制。在当前经济全球化的形势下，加强国际间的合作，共同关注和控制影响健康的因素显得越来越重要，如国际经济组织对出现经济危机国家的支持、移民控制、环境污染治理等。

（6）卫生保健公平性基于人人均可获得高质量的卫生服务。如卫生资源的配置应以社会和健康需要为导向，其地区间分布应在测量各地区的需要和可及性的基础上进行等。

（7）公平性政策应建立在充分研究、监测和评价的基础上。[1]在 WHO/SIDA（1996）的倡议书中，对导致卫生保健和健康不公平程度增加的原因进行了深入的讨论，认为不同社会人群间的健康和卫生服务的差距，无论在发展中国家或工业化国家均在加大，在许多国家，不公平性是伴随着经济政策（有的还有卫生保健政策）的改变而加大的。社会人群间健康的差别要求重新评价社会和经济发展政策，而不仅是卫生服务政策。[2]

可见，社会政策的公平性对健康的影响被置于至高无上的地位了。政策导致的可避免的和不应有的差别才被认为是促进健康要关注的核心问题。由此可以断言，因社会经济政策而产生的不平等既是一个人社会经济地位的形成原因，也是一个人健康不平等形成的原因。健康不平等的背后是社会经济地位不平等，而社会经济地位不平等的背后则是权利的不平等。不同社会成员因为其社会经济地位不同，他们在一定的政策范围内所能够享受的权利和能够获得的资源就有很大差异，这既表现在健康方面，也表现在其他方面。

当我们讨论农民的健康问题时，权利对健康的影响是一个尤其重要的维度。国内很多研究都表明，近年来，我国农村居民健康状况总体呈下降趋势。城乡之间的健康有非常显著的差异。城乡儿童的身高、婴儿死亡率、健康的自我评价等很多方面，城乡的差别都非常显著。究其原因，低收入，医疗条件差，生活条件、工作条件艰苦是主要原因，然而，是农民自身的原因吗？是因为农民懒惰、愚钝吗？显然不是，当农民的辛苦与农民的贫困

---

① 陈家应、龚幼龙、严非：《卫生保健与健康公平性研究进展》，《国外医学（卫生经济分册）》2000 年第 4 期。

② 陈家应、龚幼龙、严非：《卫生保健与健康公平性研究进展》，《国外医学（卫生经济分册）》2000 年第 4 期。

联系在一起时，我们很难把这种贫困的原因归结于农民自身。体制性的不平等和剥夺是农民和农村贫困的深层次根源，这是很多"三农问题"研究者的共识。所以在农民贫困和健康状况不高的背后，凸显的则是体制性不平等和农民健康权利的无保障。因此，研究农民健康问题，不能忽视的是农民的健康权利。

（二）权利与健康权

在近代西方的社会改革运动中，权利思想得到了发展。人身权被赋予更多的内涵，它不仅限于人的生命不可剥夺这种基本的人身权，而且也应包括为人们提供保障健康所需社会条件的健康权利。健康权作为一项基本的权利，经历了一个从私权向社会权演变的过程。早期的健康权是一种私权，是个人与生俱来的权利，健康权是生命权的一部分，被认为是不变的、不可剥夺的和不可侵犯的。如在自然法学派眼里，健康是人固有的权利，是人与生俱来的权利，英国的自然法学家洛克在其《政府论》中所言："理性，也就是自然法，教导着有意遵从理性的全人类；人们既然都是平等和独立的，任何人就不得侵犯他人的生命、健康、自由和财产。"在此之后的很长一段时间之内，健康权一直作为私法领域的一项物质性权利加以规定和保障的。

但是随着流行病控制、工业化带来的健康损害日益增多等问题，健康日益超越了个人身体的内涵，成为一个日益社会化的议题，所以保护健康权也就超越了私人权利而上升为公民的社会权利。1848 年，英国第一个公共卫生条例被列入法令全书，国家卫生委员会成立，正式确立了维护公民健康的国家责任[①]。在德国，

---

① 〔英〕E. 罗伊斯·派克：《被遗忘的苦难（英国工业革命的人文实录）》，福建人民出版社，1983，第 310 页。

卫生改革运动倡导人维尔萧（Virchow）提出"政治只不过是广义的医学"的主张，要求从社会政治、经济等方面解决工业化带来的一系列健康问题。1883年，德国颁布了世界第一个医疗保障法律《企业工人疾病保险法》，标志着个人、社会、国家共同承担风险的新型医疗保障制度的诞生。美国的《独立宣言》和法国大革命时期的《人权宣言》把自由主义的健康权利理论推向了实践，它们都要求由社会制度来保障健康这种权利。[①]

从健康权观念的演变看，健康权真正被视为一种社会权范畴的积极权利，是在人权概念形成之后，受古典自由主义法哲学、功利主义经济学的影响，在工业革命、卫生革命和公共卫生学发展的直接推动下形成的。[②] 近代欧洲，公民的健康权思想蕴涵在社会权的萌芽中，当第一个医疗保障法，即德国《企业工人疾病保险法》诞生后，宪法社会权范畴的"健康权"虽然还没有出现，但社会权思想和国家的积极义务理论为健康权的权利结构体系的形成与发展，为健康权的实在法化创造了条件。[③] 1946年，世界卫生组织首次将健康权纳入宪章序言。两年后，联合国《世界人权宣言》的发布，正式确立健康权作为基本人权的地位。之后，健康权作为一项基本社会权利开始得到广泛关注。1966年，第21届联合国大会通过的《经济、社会和文化权利国际公约》第12条对健康权做了如下界定：

"一、本公约缔约各国承认人人有权享有能达到的最高的体质和心理健康的标准。

二、本公约缔约各国为充分实现这一权利而采取的步骤包括为达到下列目标所需的步骤：

---

① 蒋月、林志强：《健康权观源流考》，《学术论坛》2007年第4期。
② 蒋月、林志强：《健康权观源流考》，《学术论坛》2007年第4期。
③ 蒋月、林志强：《健康权观源流考》，《学术论坛》2007年第4期。

（甲）减低死胎率和婴儿死亡率，使儿童得到健康的发育；

（乙）改善环境卫生和工业卫生的各个方面；

（丙）预防、治疗和控制传染病、风土病、职业病以及其他的疾病；

（丁）创造保证人人在患病时能得到医疗照顾的条件。"

上述四个方面比较全面地概括了健康权利所涉及的几个基本内容。从这个公约的规定看，享有健康保障是公民的一项基本权利。

权利有消极权利和积极权利之分，消极权利（自由）是指"免于……的权利（自由）"，积极权利则是"去做……的权利（自由）"。① 从对消极权利与积极权利的区分可以看出，健康如果是公民的一项权利，那么它就只能是一项积极权利。因为健康不是仅凭政府的中立无为就能实现的，它需要政府的积极行动，需要通过广泛的公共健康措施才能实现，所以它只能是一项需要较大"成本"的积极权利。② 因此，积极权利的拥护者将健康视为一种个人权利，从而要求政府为保障公民的健康权利而实施积极的公共健康政策。③ 健康权是公民的一项基本社会权利，国家有保障这一权利的义务。《经济、社会和文化权利国际公约》及经济、社会、文化权利委员会第二十二届会议通过了第十四号一般性意见，从消极和积极两个方面强调了国家对健康权的实现负有三种义务。

（1）尊重的义务。尊重平等获得可得到的健康服务的义务以及不得妨碍个人或群体获得可利用的服务的义务；不得采取损害人民健康的行为（如造成环境污染的活动）的义务。尊重的义务

---

① 史军：《权利与善——公共健康的伦理研究》，博士学位论文，清华大学，2007，第56页。

② 史军：《权利与善——公共健康的伦理研究》，博士学位论文，清华大学，2007，第59页。

③ 史军：《权利与善——公共健康的伦理研究》，博士学位论文，清华大学，2007，第56页。

本质上属于不采取行动的消极义务，要求缔约国不得直接或间接地干预享有的健康权。

（2）保护的义务。要求缔约国采取立法及其他措施，以确保人民可平等获得健康服务（如第三方提供的话）的义务；采取立法及其他措施保护人民免受第三方侵害健康的义务，包括防止第三方干预《经济、社会和文化权利国际公约》第 12 条及经济、社会、文化权利委员会通过的第十四号一般性意见规定的各项保证。

（3）实现的义务。通过国家健康政策和在健康上投入足够比例的可获得的预算义务；提供必要的健康服务或创设条件的义务，个人可拥有适当和充分的健康服务，包括健康保健服务以及洁净饮用水和适当的卫生条件。

1978 年 9 月 12 日在阿拉木图召开的国际初级卫生保健大会上，通过了主题为"为保障并增进世界所有人民的健康而立即行动"的《阿拉木图宣言》，宣言坚定地重申健康"是基本人权，达到尽可能高的健康水平是世界范围的一项最重要的社会性目标"。

阿马迪亚森则认为权利也可以看做是一种交换能力，如果从交换能力来看待权利的话，则农民权利（交换能力）的低下是导致其健康状况不平等的深层次根源。交换能力低下一方面表现在农民的收入水平低，购买力低。农民一年的收入抵不上城市居民一个月的收入，但是面对医疗市场时，他们却必须以同样的医疗价格甚至更高的医疗价格购买同样的医疗服务；另一方面，交换能力低下还表现在农民在整个就业市场上的交换能力低下，他们出售自己的劳动力时，通常情况下并没有谈判能力，要减价出售自己的劳动力，缺乏谈判能力也是导致其健康状况不佳的一个深层次原因，如很多农民工到工厂做工，没有任何讨价还价的能力，超时工作、缺乏安全防护措施、环境恶劣等严重损害了其身体健康。

当前，很多研究都很关注城乡居民之间的健康不平等问题。对于这种不平等，很多研究是从经济收入上找原因。在现有文献中，大多数文献都认为农民难以应对健康风险冲击的根本原因是由于农民缺乏财富积累，即所谓的"因贫致病"。根据福利经济学的基本原理，认为市场机制在配置健康资源中存在严重的缺陷，若要提高农民应对健康风险的能力，政府必须加大对农村健康服务的投资力度。但是，加大政府的卫生投入能够在多大程度上降低农民的健康风险，学者们并没有做更深入的讨论。

农民的健康问题主要表现为"因病致贫"和"因贫致病"，贫困导致健康状况的恶化，而健康状况的恶化进一步导致了贫困，如何打破这种恶性循环，不是单靠政府加大卫生投入就能够做到的。首先，我们必须要分析农民面临哪些健康风险。其次，农民是否拥有或者拥有多少避免健康风险的权利。再者，提高农民健康是增加卫生服务的投入还是全面增进农民健康的权利更有效。

对于这3个问题的不同回答，会导致不同的社会政策走向。当前，加大对农村卫生事业的投入成为改善农民健康状况的最重要的社会政策，以新型农村合作医疗制度的建立和农村三级医疗卫生服务网络的加强为标志，我国农村卫生事业站在了一个新的起点上。但是，健康水平的提高是社会全面发展的结果，医疗卫生事业的发展只是其中的一个方面，甚至不是最重要的方面，如很多研究表明，医疗卫生费用的提高与健康状况的提高并不必然是一种线性相关关系，人一生医疗费的90%都用于生命的最后几年。

今天，当审视农民的健康时，我们发现，正是上述权利不足使得农民的健康存在很大的风险。在导致这些不平等的各种因素中，社会经济地位不平等、社会权利不平等对健康的影响尤其值得关注。当我们探讨社会经济地位与健康数量关系时，我们能够看到的仅仅是二者之间的静态关系，而当我们从社会经济地位背后的权利差异上寻找它与健康的关系时，我们就可以从动态上发现健康不平等的形成机制是怎样的。

第二章　城乡二元社会结构与
城乡居民健康差距

一　城乡二元的社会体制

我国城乡之间发展非常不平衡，"城市像欧洲、农村像非洲"即是这种差别的真实写照。"在现代化早期，世界上没有一个国家能避免城乡二元经济，但是，几乎没有国家像中国那样在现代化的社会转型早期却将二元经济塑造成二元社会，以至于到现在仍然存在，难以破解和彻底转型。"[①] 城乡发展不平衡从根本上说是不平等的二元体制造成的。在工业化的过程中，城市和农村在经济上出现差距，呈现二元结构是由农业和工业的生产力差别所造成的，但是却很少有国家以不平等的制度把这种差别固化，中国的城乡二元结构不仅仅是经济发展的不平衡，而且更多的是体制和制度造成的不平等。城乡二元体制带来的差距是深刻的，是短期内难以弥补的，但是更难以扭转的却是这种二元体制。目前，城乡二元体制仍然是造成城乡巨大差距的根源，也是缩小城乡差距的最大障碍。我国的城乡二元体制在新中国成立以后很快就建立起来，在市场经济体制改革以后的很长一段时间内，这种二元结构不是逐渐消解，而是进一步固化和加深，使得城乡社会

---

① 陆学艺主编《当代中国社会结构》，社会科学文献出版社，2010。

发展的差距越来越大。

新中国成立以后，经过农业、工业、资本主义工商业的社会主义改造，我们以公有制为基础的社会主义制度基本建立起来。后来又经过农村的合作化运动、人民公社等社会改革，城乡社会体制基本确立。在城市，以单位为基础，建立了就业、社会保障等社会体制，一个人的生老病死都必须依托于单位，也就是所谓的"单位制"。在农村，按照"三级所有、队为基础"的架构，建立了农村社会体制。城市居民和农民，则以户籍为身份标准，分别适用于两套不同的社会体制，享有完全不同的社会福利和社会权利。这种体制的差别体现在社会生活的方方面面。城乡居民的社会权利差别巨大，主要有以下 4 个方面。

（一）城乡二元的就业体系

"就业是民生之本"，就业对于民众来说是获得生活资料的基本手段。新中国成立以后，民生凋敝，失业严重。国家把城乡居民的就业放在非常重要的地位。随着社会主义制度的确立，社会主义优越性的最重要体现方式就是消除失业，达到城乡居民的完全就业。新中国的就业制度在建立之初就是城乡二元分割的。

1952 年，中央人民政府政务院发布了《关于劳动就业问题的决定》，在一定程度上限制了农民进城就业。1953 年 11 月，政务院又发布了《关于实行粮食的计划收购和计划供应的命令》，对粮食的购销和对城市居民的计划供给做出了明确的规定，从制度上限制了沿袭已久的粮食自由交易。1955 年 8 月，政务院发布了《市镇粮食定量供应暂行办法》，进一步强化了城市居民的粮食供给与计划消费模式。1958 年 1 月，全国人大常委会第 91 次会议讨论通过了《中华人民共和国户口登记条例》。该条例规定："公民由农村迁往城市，必须持有城市劳动部门录用证明、学校录取证明或者城市户口登记机关准予迁入证明，并向常住地户口登记机关申请办理迁出手续。"这样，一系列政策措施从就业、粮食、户口等方面对农村劳动力进城进行了严格的限制，使中国农村居民就业被排斥在城市劳动力市场之外，排斥在非农产业之外。在城市，则推行由国家"统包统配"的就业制度。

城乡分割的就业制度使得农村居民无法分享城市发展的成果。"国家为了维持中国城镇高就业低工资制度的运行、维持劳动力的正常再生产，要求实行包括农产品在内的基本生活用品的低物价政策。为了保证低价农产品的供给，政府相应地实行了农产品统购统销政策，以垄断农产品流通，以及人民公社体制，阻止农村生产要素的自由流动"。[①] 与此同时，在赶超型现代化战略下，我国工业发展则采取了"以农补工"的模式，工业发展所需要的资金大部分则来自农业积累。通过农业集体化，国家从农村获取资源的能力大大加强。[②] 通过直接征收以及"工农业产品剪刀差"，农业剩余大部分都被转移到城市。工业和城市的发展却与农民的生活无关，通过二元化的就业政策，农村、农民长期被排斥在城市发展之外。

（二）以就业为基础的城乡二元的福利保障体系的建立

计划经济时代，中国的城市就业是"低工资、高福利"，为了保障职工及其家庭的基本生活，为了保障劳动力的再生产，以"统包统配"的就业制度为基础，以单位为依托，在较低的货币工资之外，国家对城市职工有大量的生活必需的实物福利、劳动

---

① 张勇：《国家就业制度变迁与公共政策选择》，江西科学技术出版社，2007，第 25 页。
② 费正清：《剑桥中华人民共和国史》（1949～1965），上海人民出版社，1990，第 163 页。

保障和社会性服务，如住房、医疗、教育、托幼等作为职工工资的补充。以此为基础，城市居民的生活消费也采用了严格的供应制度，虽然水平不高，但是其基本生活是稳定而有保障的。在困难年代，在农村出现大面积饥荒，甚至大量饿死人的情况下，城市居民的各项生活供应基本没有出现问题。

城市居民实物福利和各种服务保障非常全面。当时城市居民在完全就业的基础上，拥有养老、医疗卫生、劳动保障、住房、子女入托上学、健康保障等非常完善的社会福利项目。这些公共实物福利和服务保障大大拉开了城乡居民的实际生活水平和生活质量。城市的这种高福利一直延续到改革开放以后。如 1985～1991 年城镇居民消费水平提高很快，人均消费从 802 元提高到 1925 元，生活质量大幅度提高，但是恩格尔系数反而从 1985 年的 52.25% 上升到 1990 年的 54.25%，当时，城市居民的各种非商品支出，如房租、水电、学杂费、体育费、交通费、邮电费、文化娱乐费等，其支出合计平均比重不到 9%，而同期农村居民的住房支出最高达到 18% 以上，教育支出也在 7% 以上。所以，以国家财力为基础建立起来的、以各种实物福利和城市社会保障形式存在的二次分配是拉大城乡差距的一种更大的力量。

从严格意义上来说，计划经济时期以至更长时期以来，农村并不存在现代意义上的社会保障制度，因为在农村的保障制度中，国家是缺位的。在农村，通过农村的集体化，即从"互助组"、"初级合作社"到"高级社"，1958 年随着"大跃进"运动的开始，逐渐建立了"人民公社"制度。从这一时期开始，"人民公社"制度在农村生活各领域占据了统治地位。人民公社实行"政社合一"的制度，它既是经济组织，又是政权组织，也是社会生活组织，它管着农村生产生活的方方面面，成为政治、军事、经济、社会、文化等的统一体。以农村集体就业制度和人民公社制度为基础，农民的生活被紧紧整合到集体中。在农村，国家制度性的社会保障就是农村社会救助和农村五保供应制度，社会救助主要是对少数农村困难户由集体进行救助，五保供养是对农村的鳏寡孤独实行五保供养，但是，无论是贫困救助还是五保供养，其支出仍然是由农村集体负担的，国家并不承担经济责任，农村的基础设施建设、医疗卫生、教育等公共服务也是由农民集体负担。这样，农民的生老病死都与土地产出绑在一起，是由农民和农村集体自己负担，国家在农村福利供给中缺位了。

（三）城乡二元的公共服务投入体系

公共服务，包括教育、医疗、卫生、道路等基础设施建设等。在公共服务的投入体制上，城乡非常不同。在城市，教育、医疗、卫生、基础设施建设都是由国家财政负担的。而在农村，这些公共服务都是由农民及农村集体组织自己负担的，这是一个根本的差别。

城乡不均衡的公共服务投入体制拉大了城乡差距，2003 年以来，虽然国家提出了统筹城乡经济社会发展，推进城乡公共服务均等化，但是在实际投入上，差别还是在拉大，以教育为例，按照生均计算的教育经费来看，城乡义务教育的生均教育经费的绝对差距还在继续拉大，其他如城乡教职工编制标准（中小学的师生比），城市每个教师的学生数少于农村；生均公用经费，特别是基本建设费用，城市更多于农村，城乡教育经费的差别，直接影响着城乡教育质量的差别以及城乡居民教育负担的差别。

就医疗卫生来说，新中国成立以后，城市医疗卫生事业发展很快，但是农村医疗卫生事业发展还是比较缓慢。"文革"期间，毛泽东批判当时的卫生部是"城市老爷卫生部"，要求医生下乡，这一时期，很多人认为我国社会事业遭到了破坏，但是就医疗卫生事业来说，却是城乡平衡发展的一个时期，大量城市医生下乡，促进了农村医疗卫生事业的发展以及农民健康水平的提高。

但是，以城市为中心的公共服务投入格局必然导致城乡医疗卫生事业发展不平衡。我国医疗卫生经费大部分都投向了城市，人口占大多数的农民所占医疗卫生资源却非常少。长期以来，农民看病难、看病贵、看不起病的问题一直存在。近几年，国家在农村建立了新型农村合作医疗制度，国家为农村居民的医疗保障出资，这有利于减轻农民的医疗负担，但是，由于农村医疗卫生事业发展滞后，特别是医疗卫生人才短缺，农村医疗服务质量的提高还任重道远。

（四）户籍制——社会权利配置的身份符号

户籍制度作为一种制度化的身份符号，使城乡二元的社会体制落实在每一个人身上。20 世纪 50 年代，中国的户籍制度逐渐建立和完善起来，成为一种牢不可破的身份体系。1950～1953年，国家先后出台了针对特种人口的治安管理暂行办法和条例。1955 年国务院颁布了《关于建立经常户口登记制度的指示》和《关于城乡划分标准的规定》，首次明确规定了将"农业人口"和"非农业人口"作为人口统计指标。1955 年 8 月，国务院发布了《农村粮食统购统销暂行办法》和《市镇粮食定量供应暂行办法》两个文件，规定粮食凭城镇户口实行按人定量供应，农民吃粮自行解决。1957 年 12 月 13 日，中共中央、国务院发出的《关于制止农村人口盲目外流的指示》，1958 年 1 月 9 日，第一届全国人大常委会第 91 次会议制定《中华人民共和国户口登记条例》。由此，城乡户籍制度得以确立，国家严格控制农村人口向城镇迁居和工作，户口成为一种世袭身份。而相应的就业制度、统购统销制度、社会福利制度、教育制度、医疗卫生制度也附着在户籍制度之上而有了严格的城乡差别。

通过以上这些制度和过程，城乡二元社会体制结构得以确立。从架构上看，这种城乡二元体制以户籍制度为落脚点，以就业制度、科教文卫以及基础设施建设等公共服务体系、养老、医疗等社会保障和社会福利体系的城乡二元差别为实质，以城乡二元社会发展为结果，形成了现在中国特有的、差距巨大的城乡二元社会。城市居民和农民，生活在两种不同的社会体制之下，其生活状态也截然不同。

二　农村和农民的贫困化

长期以来，我国城市剥夺农村的发展模式没有改变。新中国成立以后，我国实行的是赶超型现代化战略。为了集中力量搞现代化建设，我国实行农村支持城市、农业支持工业的发展模式，为了加快工业发展，通过工农产品的剪刀差，大量的农业剩余被转移到城市，用于发展工业。在长期高积累、低消费的政策下，农民连基本生活都非常困难，长期在温饱不足的水平线上挣扎。改革开放以来，这种城乡发展格局不但没有改变，反而愈演愈烈，再加上社会保障和公共服务的逆向调节作用，其结果是，在工业化、城市化大推进的同时，城乡差距却越来越大。

（一）农民的相对贫困和绝对贫困

农村和农民的贫困化是"三农问题"的核心，也是我国实现全面建设小康社会目标的难点所在。当前我国农村、农民与城市、城市居民的差距越来越大，虽然这些年来社会各界一再呼吁缩小城乡差别，增加农民收入，减轻农民负担，但是这些年来，城乡之间的差距却越拉越大。20 世纪 80 年代的改革，增加了自由流动资源和自由流动空间，作为社会底层的农村获得了对土地和劳动力的一定的自由支配权，这一阶段的发展是一个普遍受益的阶段，也是我国贫困人口迅速减少的阶段。20 世纪 90 年代以来的改革，则是一个利益向少数人集中的过程，这一阶段社会不同群体之间的贫富差距、城乡之间的发展差距越拉越大。如孙立平先生所言，20 世纪 90 年代以来，我国城乡社会之间出现了某种程度的"断裂"，农民被远远甩在了经济社会发展的后面，这就造成了农村越来越严重的相对贫困。

在整个 20 世纪 90 年代，我国农民人均纯收入增长缓慢，在有些年份甚至是降低的。如统计资料显示，1997 ~ 2000 年，农民人均纯收入同比增长率，分别为 4.6%、3.8%、2%，2001 年增长幅度为 4.2%。据国务院发展研究中心有关研究人员根据统计数据分析，由于农产品价格的持续低迷和农业比较收益的降低，农民家庭收入结构中来自农业收入的比例在持续下降，1998 年农民纯收入中来自农业部分的收入比 1997 年减少了 30 多元，1999 年继续减少 50 多元，2000 年又减少 40 多元，3 年累计较 1997 年减少 131 元。2001 年来自农业的收入有所反弹，人均增加了 30 元，但 4 年时间累计仍减少了 101 元。根据第一次农业普查资料，全国有 59% 的农户仍属于纯农户，这些纯农户家庭 90% 的收入来自纯农业收入，而非农业收入不到家庭总收入的 10%[①]，因此，农业收入的减少意味着相当比例的农户收入不但没有增长，而且是降低的。

2003 年以来，在统筹城乡经济社会协调发展的政策指引下，中央和各级地方政府出台了一系列惠农政策，如取消了农村的三

---

① 龙竹：《地方财政压力下的农村发展——问题、成因及对策》，《经济社会体制比较》2003 年第 6 期。

提五统，实行粮食直补，开展了新型农村合作医疗、新型农村养老保险。这些政策措施减轻了农民的负担，对促进农民增收有一定积极意义。但是，同时我们也应该看到，农民收入增长的幅度仍然大大低于城市的增幅，这就意味着城乡收入差距不但没有缩小，而且还在进一步扩大。农民收入的增长速度连年低于经济增长的速度，更低于城市居民收入增长的速度，城乡之间收入和消费差距越来越大，这使得农村的贫困化成为我国经济社会发展中一个越来越严重的社会问题。

农民的绝对贫困化也没有在发展中消除。根据国家统计局住户调查办公室 2011 年 3 月发布的数据：全国 31 个省（自治区、直辖市）6.8 万个农村住户的抽样调查，2010 年全国农村贫困人口为 2688 万，比上年减少 909 万人，下降 25.3%，下降幅度比 2009 年高 15.1 个百分点；贫困发生率为 2.8%，比上年下降 1 个百分点。2010 年农村贫困标准为 1274 元，即贫困人口是指年收入低于 1274 元、月收入低于 106 元的人口。一个月 106 元的收入怎么维持生活？这个贫困标准之低令很多城里人不可想象。而且贫困人口年年减少上百万，总量却一直在徘徊，如 2002 年底，全国农村绝对贫困人口是 2820 万人，比上年减少 107 万人，贫困发生率是 3.0%，到现在还是 2600 多万。农村贫困人口不是一个看上去很美的统计数字。"靠卖血维持家庭开支"① 的人口好像并不在贫困人口的统计之列，但是他们的贫困却是真实的。当前，我国农村贫困人口主要分布在西部农村地区和粮食产区。由于大多数贫困地区的生产、生活和生态条件尚未改变，农民刚刚满足温饱问题，经济发展水平很低，抵御风险的能力还很差，一场天灾人祸都可能使刚刚满足温饱的农民陷入贫困。

---

① 杨万国：《贵州血浆站激减背后》，《新京报》2011 年 8 月 8 日。

导致农村贫困的主要原因就是疾病和教育。随着医疗卫生和教育费用的不断上涨，疾病、孩子教育成为农民陷入贫困的重要原因。一个家庭一旦有人生了大病，常常陷入贫困，几年缓不过劲来。现在虽然有了新型农村合作医疗，但是由于医疗费用高、报销标准低，并不能解决农民因病致贫的问题，而且，"起付线"也是贫困农民迈不过去的门槛。在农村，谁家有高中生、大学生，谁家在村里最贫困，在教育收费高、就业难的情况下，教育不但不能使农民向上流动，反而成为致贫的原因。

（二）城乡实际差距远远大于数字上的差距

目前，我国城乡发展差距巨大。城市从基础设施到居民生活，基本上是发达国家的水平了，而农村很多还处于传统农业社会的落后状况。农村的基础设施、人民生活、公共服务都还非常落后。城乡差距，就其实质上的差别来说要远远大于体现在数字上的差别。这种数字与实质差别表现在城乡居民生活的方方面面。社会发展方面的差距更深刻地影响农民和农村的发展，就教育医疗这些增进人力资本的公共服务来说，城乡发展的不均衡不仅增加了农民当下的生活负担，也降低了其发展预期，阻碍了农民下一代向上流动的路径，造成了贫困的代际继承。

1. 填平城乡公共服务差距任重道远

长期以来，由于国家在农村公共服务方面投资不足，导致农村各项公共服务都非常落后。2003年以后，在科学发展观的指导下，我国统筹城乡经济社会发展的目标被提出了。但是，要真正缩小甚至消除城乡差距，统筹发展绝不是一件简单的事，是一个庞大的系统工程，涉及经济社会发展的方方面面。

从现实来看，城乡二元体制仍然根深蒂固，很多地方并没有认真落实统筹城乡的要求。在公共财政的投入上仍然重城轻乡，城乡发展的差距还在拉大。就一些地方的实践来看，即使下大气力去做，缩小城乡差距也不是几年之内就可以做到的。如成都，作为国家综合改革试验区，从2003年起开始统筹城乡发展，改革城乡二元的社会体制，加大对农村各项公共服务投资，实行城市反哺农村。政府从2003年起，每年向农村转移支付100多亿元。这些钱主要用于农村的义务教育、公共卫生以及其他公共服务。8年来，成都从制度上实现了城乡居民基本社会权利的一体化，如义务教育的生均拨款城乡一体，2000多个村庄建了社区服务站，为农民解决就业、劳保、社保等，这样农民办事儿不用到城镇了。

成都城乡统筹的力度之大全国数一数二，8年里，每年100多亿元向农民的投入，有效遏制了城乡差距继续扩大的趋势，建立了填平城乡差距的一系列制度框架。据当地干部推算，城乡差距缩小了60%左右。而从统计数据看，城乡居民的收入差距基本没有扩大，但是也没有缩小多少，城乡居民的收入比从2003年的2.56：1缩小到2010年的2.54：1，而同期，全国的城乡居民收入差距仍然是在扩大的。可见，要有效缩小城乡社会发展差距，建立一个一体化的社会，没有十几年的时间是很难达到的。

2. 目前城乡生活质量的差距至少在15年以上

城乡在消费质量上的差别更大。作为衡量居民消费水平的恩格尔系数，在城乡公共服务差别巨大的情况下，有很大的局限性。以食品消费为例，虽然2004年我国农民的恩格尔系数已经降到了47.2%，比城镇居民1995年的50.1%低2.9个百分点，比1996年的48.8%还低1.6个百分点，但是从饮食结构上看，农村居民的饮食质量却较1995年的城镇居民差得多，如表2-1，1995年，虽然城镇居民的恩格尔系数较2004年的农村居民恩格尔系数高，但是城镇居民的饮食质量却比2004年的农村居民高，当时城镇居民的饮食结构已经非常多样化了，粮食的消费量不到农村居民的二分之一，但是肉蛋的消费量却比农村居民高得多，当时城镇居民年人均鲜奶的消费量已经达到了 4.62 公斤，但直到 2004 年，农村居民鲜奶的消费量还微乎其微；其他如水果、坚果等的消费在当时的城市已经很多了，但是直到现在，农村这类消费还很少。因此，仅仅用恩格尔系数来衡量我国城乡居民的消费水平还是非常不够的。从表 2 - 1 可以看出，2004 年我国农村居民的饮食质量与 1990 年城镇居民的饮食质量还相差很远，而当时城镇居民的恩格尔系数是 54.2%。如果用恩格尔系数来衡量，城镇居民才达到温饱水平。排除饮食习惯的影响，城乡居民在饮食结构方面的差距至少有 10 多年。

表 2 - 1　城乡居民饮食结构比较

单位：公斤

项　目	城镇居民 1990 年主要食品消费	城镇居民 1995 年主要食品消费	农村居民 2004 年主要食品消费
粮食	130.72	97.00	218.27
鲜菜	138.70	116.47	106.61
食用植物油	6.40	7.11	5.29
猪肉	18.46	17.24	14.76
牛羊肉	3.28	2.44	
家禽	3.42	3.97	3.13
鲜蛋	7.25	9.74	4.59（蛋类及其制品）
水产品	7.69	9.20	4.49
鲜奶	4.63	4.62	—
水果（瓜果）	41.11	44.96	—
坚果及果仁类	3.21	3.04	—
酒	9.25	9.93	7.84

资料来源：历年《中国统计年鉴》。

其他如耐用品消费等方面的差别更大，截止到 2004 年底，我国城镇居民家庭平均每百户拥有彩电 133.44 台、电冰箱 90.15 台、洗衣机 95.90 台、空调 69.81 台、家庭电脑 33.11 台、摄像机 3.17 架，在北京、上海、广东这样的经济发达省市，这些家电产品的普及率更高。而农村居民家庭平均每百户只有彩电 75.0 台、洗衣机 37.32 台、电冰箱 14.83 台、空调 4.70 台，电脑则几乎没有。一个农民家庭一年的总收入还买不了当前城市家庭的一台相机（摄像机）、一架钢琴，更不用说汽车消费了。所以，农村居民的小康还是一种低水平的小康。

三　城乡居民健康差距

20 世纪 90 年代我国农村经济社会发展缓慢，反映在健康方面就是农村青壮年劳动力身体状况绝对地下降。改革开放以来，我国经济高速发展，但是城乡发展差距也急剧拉大。这对城乡居民健康产生了深刻的影响。虽然我国城乡居民的健康状况一直在改善，但是城乡居民的健康差距却有所扩大，城市居民的很多健康指标都好于农村居民，而且，其改善情况也大大好于农村居民，农村居民的健康状况在 20 世纪 90 年代以后的一段时间，甚至有绝对下降的趋势。城乡居民健康状况的变化与城乡收入差距的变化有相似之处。从死亡率、出生缺陷率、儿童发育状况、两周患病率等几个主要的健康指标看，城乡居民的健康差距是非常大的。城乡居民健康状况的差异与城乡居民收入差距呈正相关，而这种相关性的背后，则是城乡经济社会发展的巨大差距以及城乡居民在社会权利方面的巨大差距。

从死亡率看，城乡居民在新生儿死亡率、婴儿死亡率、5 岁以下儿童死亡率和孕产妇死亡率等方面都有很大的差别。如表 2-2 所示，20 世纪 90 年代以来，城乡死亡率都有较大下降，但是农村的死亡率明显高于城市，差距还是比较大的，特别是婴儿死亡率和5岁以下儿童的死亡率，农村接近城市的3倍，如2008年，城市的婴儿死亡率是6.5‰，农村的婴儿死亡率却达到18.4‰；5岁以下儿童死亡率城市是7.9‰，农村则达到22.7‰。

表2-2　20世纪90年代以来，城乡监测地区5岁以下儿童和孕产妇死亡率

年份	新生儿死亡率（‰）			婴儿死亡率（‰）			5岁以下儿童死亡率（‰）			孕产妇死亡率（1/10万）		
	合计	城市	农村	合计	城市	农村	合计	城市	农村	合计	城市	农村
1991	33.1	12.5	37.9	50.2	17.3	58.0	61.0	20.9	71.1	80.0	46.3	100.0
1992	32.5	13.9	36.8	46.7	18.4	53.2	57.4	20.7	65.6	76.5	42.7	97.9
1993	31.2	12.9	35.4	43.6	15.9	50.0	53.1	18.3	61.6	67.3	38.5	85.1
1994	28.5	12.2	32.3	39.9	15.5	45.6	49.6	18.0	56.9	64.8	44.1	77.5
1995	27.3	10.6	31.1	36.4	14.2	41.6	44.5	16.4	51.1	61.9	39.2	76.0
1996	24.0	12.2	26.7	36.0	14.8	40.9	45.0	16.9	51.4	63.9	29.2	86.4
1997	24.2	10.3	27.5	33.1	13.1	37.7	42.3	15.5	48.5	63.6	38.3	80.4
1998	22.3	10.0	25.1	33.2	13.5	37.7	42.0	16.2	47.9	56.2	28.6	74.1
1999	22.2	9.5	25.1	33.3	11.9	38.2	41.4	14.3	47.7	58.7	26.2	79.7
2000	22.8	9.5	25.8	32.2	11.8	37.0	39.7	13.8	45.7	53.0	29.3	69.6
2001	21.4	10.6	23.9	30.0	13.6	33.8	35.9	16.3	40.4	50.2	33.1	61.9
2002	20.7	9.7	23.2	29.2	12.2	33.1	34.9	14.6	39.6	43.2	22.3	58.2
2003	18.0	8.9	20.1	25.5	11.3	28.7	29.9	14.8	33.4	51.3	27.6	65.4
2004	15.4	8.4	17.3	21.5	10.1	24.5	25.0	12.0	28.5	48.3	26.1	63.0
2005	13.2	7.5	14.7	19.0	9.1	21.6	22.5	10.7	25.7	47.7	25.0	53.8
2006	12.0	6.8	13.4	17.2	8.0	19.7	20.6	9.6	23.6	41.1	24.8	45.5
2007	10.7	5.5	12.8	15.3	7.7	18.6	18.1	9.0	21.8	36.6	25.2	41.3
2008	10.2	5.0	12.3	14.9	6.5	18.4	18.5	7.9	22.7	34.2	29.2	36.1

资料来源：http://www.moh.gov.cn/publicfiles/business/htmlfiles/zwgkzt/ptjnj/year2009/t-7.htm。

城乡儿童在营养状况、医疗条件和幼儿教育等方面都存在很大的差异，这对他们的生长发育产生了非常明显的影响，不少调查和研究都表明，城市儿童的发育状况整体上好于乡村儿童。从体重和身高的指标看，城市儿童各年龄段的身高、体重指标都高于农村儿童。表2-3是2005年国家营养调查资料结果，农村孩子的平均身高和体重均低于城市孩子，其他一些地方性的调查研究结果也显示了与此相似的结果。

表2-3 2005年城乡7岁以下儿童生长发育指标

单位：公斤，厘米

年龄段	男				女			
	体重		身高		体重		身高	
	城市	农村	城市	农村	城市	农村	城市	农村
0~3天	3.33	3.32	50.40	50.4	3.24	3.19	49.70	49.8
1月（M）	5.11	5.12	56.80	56.6	4.73	4.79	55.60	55.6
2月（M）	6.27	6.29	60.50	60.5	5.75	5.75	59.10	59.0
3月（M）	7.17	7.08	63.30	63.0	6.56	6.51	62.00	61.7
4月（M）	7.76	7.63	65.70	65.0	7.16	7.08	64.20	63.6
5月（M）	8.32	8.15	67.80	67.0	7.65	7.54	66.10	65.5
6月（M）	8.75	8.57	69.80	69.2	8.13	7.98	68.10	67.6
8月（M）	9.35	9.18	72.60	72.1	8.74	8.54	71.10	70.5
10月（M）	9.92	9.65	75.50	74.7	9.28	9.00	73.80	73.2
12月（M）	10.49	10.11	78.30	77.5	9.80	9.44	76.80	75.8
15月（M）	11.04	10.59	81.40	80.2	10.43	9.97	80.20	78.9
18月（M）	11.65	11.21	84.00	82.8	11.01	10.63	82.90	81.7
21月（M）	12.39	11.82	87.30	85.8	11.77	11.21	86.00	84.4
2岁（Y）	13.19	12.65	91.20	89.5	12.60	12.04	89.90	88.2
2.5岁（Y）	14.28	13.81	95.40	93.7	13.73	13.18	94.30	92.4
3岁（Y）	15.31	14.65	98.90	97.2	14.80	14.22	97.60	96.2
3.5岁（Y）	16.33	15.51	102.40	100.5	15.83	15.09	101.30	99.5
4岁（Y）	17.37	16.49	106.00	103.9	16.84	15.99	104.90	103.1
4.5岁（Y）	18.55	17.47	109.50	107.4	18.01	16.84	108.70	106.2
5岁（Y）	19.90	18.46	113.10	110.7	18.93	17.85	111.70	109.7
5.5岁（Y）	21.16	19.58	116.40	113.6	20.27	18.83	115.40	112.7
6~7岁（Y）	22.51	20.79	120.00	117.4	21.55	20.11	118.90	116.5

资料来源：《2005年中国九市七岁以下儿童体格发育调查研究资料》。

从死亡率看，1978 年以后，县及以下农村居民死亡率大幅度降低，1986 年以后则逐步上升，而同期城镇居民的死亡率则一直缓慢下降。① 这一趋势与城乡收入差距的变化趋势基本一致，1984 年是我国城乡差距最小的一年，这一年之后城乡收入差距逐渐扩大。城乡居民的死亡率差距也拉大了（见图 2 - 1）。

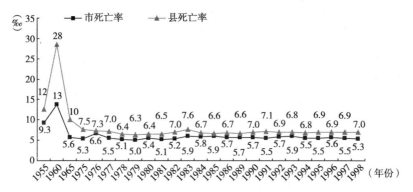

图 2 - 1　市和县死亡率的变化趋势

从两周患病率的指标看，城市居民和农村居民的健康状况也存在上述趋势。我们分别以 0 ~ 4 岁、25 ~ 34 岁、35 ~ 44 岁、45 ~ 54 岁各年龄组城乡居民的两周患病率的变化就可以看出来（见表 2 - 4）。1993 ~ 2008 年，城市居民中 0 ~ 4 岁年龄组两周患病率从 216.9‰下降到 146.7‰，下降了 7 个多百分点，而农村居民只下降了 1.7 个百分点。在 25 ~ 34 岁、35 ~ 44 岁和 45 ~ 54 岁青壮年年龄组，两周患病率的变化差别就更大。在 25 ~ 34 岁年龄组，城市居民的两周患病率下降了 2.3 个百分点，农村居民下降了 0.14 个百分点。在 35 ~ 44 岁年龄组，城市居民两周患病率下降了 2.44 个百分点，农村居民却上升了 1.8 个百分点。在 45 ~ 54 岁年龄组，城

① 1998 年以后关于死亡率的统计就只有全部，不分城市和县了。

市居民两周患病率上升了 2.5 个多百分点，农村居民则上升了约
7.8 个百分点。

表 2 - 4　1993～2008 年城乡居民不同年龄组两周患病率变化情况

单位：岁，‰

年龄组	年份	城市居民两周患病率	农村居民两周患病率
0～4	1993	216.9	197.0
	1998	221.4	197.5
	2003	104.2	139.5
	2008	146.7	179.8
25～34	1993	86.2	81.0
	1998	93.3	110.9
	2003	59.5	90.4
	2008	63.2	79.6
35～44	1993	126.0	129.6
	1998	156.2	153.5
	2003	100.0	135.9
	2008	101.6	147.6
45～54	1993	188.5	155.3
	1998	217.3	187.6
	2003	163.1	202.6
	2008	213.8	232.8

资料来源：根据《2009 年中国卫生统计年鉴》整理。

　　由此可见，与城市相比，农村青壮年劳动力的健康状况要更
差一些，而且，从历史趋势看，青壮年劳动力的健康状况在绝对
地恶化，35 岁以后，农村劳动力的健康状况与 20 世纪 90 年代初
期相比是绝对地下降了。这种状况与大量农民劳动力进入非农领
域工作、劳动强度大、劳动条件差、缺乏劳动保护等密切相关。

各种职业病、职业伤害频发、环境污染造成的健康损害是重要原因。经济发展了，社会进步了，创造财富的劳动者的健康状况却恶化了，这是当前我国经济社会发展的一个怪现象。农民和农民工为我国经济快速发展付出了巨大的代价，这个代价不仅包括高强度劳动和低工资，不仅包括留守儿童、留守老人和留守妇女所牺牲的家庭幸福，还包括身体健康。

第三章　工业化进程中农民的健康风险

一　财富向上积聚，风险向下积聚

改革开放以来，我国经济社会取得了巨大的成就。2010 年，我国 GDP 总量接近 40 万亿人民币，超过日本，成为世界第二大经济体，人均 GDP 达到 4000 美元。短短 30 年，我国从一个农业大国发展成为一个工业化的国家。第一产业在 GDP 中的比重从 1978 年的 28.2% 下降到了 2008 年的 11.3%，第三产业的比重从 1978 年的 23.9% 上升到 2008 年的 40.1%。从就业人口看，我国第一产业的就业人口从 1978 年的 70.5% 下降到 2008 年的 39.6%，二、三产业就业人口增长到 60% 以上。我国已经从一个农业国转变为工业国了，工业化、现代化建设取得了巨大成就。城乡居民生活有了极大改善，但是，社会的贫富差距也越来越严重。

（一）从劳动致富到财富致富

改革开放 30 年，蛋糕做大了，蛋糕的分配却失衡了，少数富人占有的社会财富越来越多，大多数社会成员占有的社会财富却非常少。从衡量社会贫富差距的基尼系数看，改革开放初期，我国的基尼系数是 0.2 左右，属于世界贫富差距最小的国家之列，短短 30 年，中国的基尼系数已经上升到 0.45 以上，有的测算甚至达到了 0.516，高于 0.4 这个警戒线，步入贫富差距最大的国家之列。① 10% 的富裕家庭占城市居民全部财产的 45%，而最低收入 10% 的家庭其财产总额占全部居民财产的 1.4%。② 财富在加速向社会上层聚集。

当前，财富积累方式发生变化，从劳动致富转变为财富致富。这种致富方式更加有利于富裕阶层。改革开放初期，民众都秉承着劳动致富的信念，希望通过诚实劳动致富，社会也确实保障了很多人通过劳动致富了。今天，财富积累的方式发生变化，社会财富的积累已经从"劳动致富"转变为"财富致富"。1998 年住房改革以来，我国财富积累的主要方式就开始变化了。随着资本市场和房地产市场的逐渐发育，拥有财产日益成为财富的来源。在北京、上海等一线城市，一个人无论如何辛苦，其工资收入也比不上一栋房子增值带来的收入丰厚，一个人一个月的辛勤劳动也比不上一套房子带来的租金可观。由劳动致富变为财富致富，这种财富积累方式的变化更有利于财富向富有者集中，更加不利于贫困阶层。而且，这种财富分配的方式也使得社会剥夺更加隐秘且不可避免。在金融资产和住房作为资产开始参与并决定财富分配结果的过程中，一些强势阶层敛财的能力更强。如近年来中国城市的住房价格暴涨，在城市有住房的人和没有住房的人形成了非常显著的分化。那些通过各种渠道获得两套或者更多房产的人，住房资产动辄以百万计，资产的收入非常巨大，而那些没有住房的人，凭借工资购买住房几乎没有可能，他们的收入却在房租的上涨声中被转移到了富人的腰包里。房价和租金的上涨

---

① 基尼系数是衡量贫富差距的系数，其数值在 0～1 之间，一般说 0.2 之下叫"高度平等"，0.2～0.4 叫"低度的不平等"，0.4 以上叫"高度不平等"。

② 《财政部调查：10% 家庭占有 45% 财富》，http://news.163.com/09/1210/15/5Q6DCFKE000120GR.html。

实际上形成了富人对穷人的掠夺，但是这种掠夺对于没有住房的人来说又是不可回避和无可奈何的，物价上涨也形成了同样的社会效应。高房价、高物价的高成本生活时代的到来，加剧了财富的分化，对于很多不富裕的人来说是一种掠夺。

当前，社会成员已经分化为经济社会地位不同、利益不同的不同阶层，很多人估计我国有一亿多人属于富裕和中产阶层，这一阶层是社会财富的主要占有者和消费的主力。这一阶层的消费力正日益令全世界刮目相看，2009 年，我国成为全球第一大汽车消费国，第二大奢侈品消费国。这些先富裕起来的人主要集中在大中城市，而广大的农民以及进城打工的农民工，却日益相对贫困化。富裕阶层的财富和生活方式越来越与国际接轨，与广大低收入群体的差距也越拉越大，而低收入阶层的主体则是广大的农民和城市农民工。

（二）贫困化与健康风险出现叠加效应

在我国快速工业化的过程中，时空压缩带来的晚期现代化的风险逻辑也同样存在于当下社会中。正如著名社会学家贝克所说："从技术经济'进步的力量中增加的财富，日益为风险产生的阴影所笼罩'"，"风险生产和分配的'逻辑'比照着财富分配的'逻辑'而发展起来。"[1] 风险地位也是不平等的，"风险和财富一样是要分配的东西，两者都构成地位——分别是风险地位和阶级地位。"[2] 财富地位的获得是一种主动的逻辑，而风险地位的获得则对应着转嫁、规避、否认和再诠释的否定逻辑。而且，风险的分配"也总是以层级的或者依阶级而定的方式分配的。在这

---

[1] 贝克：《风险社会》，译林出版社，2004，第 7 页。

[2] 贝克：《风险社会》，译林出版社，2004，第 25 页。

种意义上，阶级社会和风险社会存在着很大范围的互相重叠。风险分配的历史表明，像财富一样，风险是附着在阶级模式上的，只不过是以颠倒的方式：财富在上层聚集，而风险在下层聚集。"①在风险社会下，阶级差异被进一步固化，"贫穷招致大量的不幸风险。相反，收入、权利和教育上的财富可以购买安全和免除风险的特权"②

工业化带来了迅速的财富增长，但也带来了环境污染、职业病、危害严重的安全事故。这些可以说都是工业社会的特产。改革开放以来，污染导致的健康风险呈不断上升之势。自然之友在2010年度环境绿皮书《中国环境发展报告（2010）》中指出，2009年，中国的环境问题与社会发展呈现出新的态势：环境污染导致健康受损事件高发，引发严重的群体事件。2009年是很多环境问题集中爆发的一年，或者说是开始爆发的一年。经过30多年的经济快速发展，环境污染所造成的对人们健康的危害后果正日益显现，并且到了集中爆发的时期，今后若干年内环境健康案件都有可能频繁发生。

当前，我国工业化积累起来的健康风险正不断显性化，工业化导致的环境污染日益威胁人们的健康。但是，这种风险与财富积累的方向却是相反的。迅速工业化而激增的财富越来越向上层积聚，而与富裕和繁荣相伴而来的环境污染、职业病和其他职业伤害的风险却日益向下层积聚。贫困、低收入也意味着更多的健康风险。

在以城市为中心的发展模式中，城市和城市居民获得了大量的资源，在收入、教育、权利等各个方面都优于农村和农民。在

---

① 贝克：《风险社会》，译林出版社，2004，第36页。
② 贝克：《风险社会》，译林出版社，2004，第36页。

环境保护方面，同样是以城市为中心。很多大城市把第三产业、高新技术产业作为城市产业发展的方向，而把高污染产业向城市外围转移。这样带来的一个结果是城市的环境越来越优美，农村的环境则越来越糟糕。中国的乡村已经不是 30 年前的乡村了，工业三废的排放、工业产品的普及、农药化肥的施用带来的是空气污染、水污染、伪劣食品和土地污染。虽然这些情况在城市也不同程度地存在，但是整体来说并没有农村局部地区严重。而且，在面对这些健康风险时，人们的选择能力是不一样的，富有者可以远离污染，在城市的上风上水购买豪宅，贫困者则不得不忍受恶劣的生存环境。在经济条件、社会条件等种种限制下，健康风险注定要被社会底层承担。

农民和农民工作为社会结构的底层，工业化带来的种种健康风险更多地威胁着他们的健康。当前，工业生产导致的健康损害、工业污染导致的健康风险更多地指向农民。仅以铅中毒为例，2009 年，铅中毒成为一个不断被媒体曝光的词汇。如果你仔细看就会发现，这些铅中毒的人绝大多数是农民和他们的孩子。近年来，大规模的铅中毒事件呈频发之势。如 2004 年河北承德兴隆县的铅中毒事件，[①] 2006 年甘肃陇南市徽县的铅中毒事件[②]，2007 年的福建莆田铅中毒事件，2008 年的江苏邳州铅中毒事件，2009 年陕西凤翔铅中毒事件，[③] 福建上杭铅中毒事件，[④] 2010 年

---

① 《114 名承德小学生来京求医可能集体铅中毒》，《北京娱乐信报》2004 年 3 月 19 日；《承德来京患者增至 161 名国家环保总局责令彻查》，《北京娱乐信报》2004 年 3 月 23 日。

② 《甘肃千人血铅超标追踪国家环保总局实地调查》，http：//xian. QQ. com，2006 年 9 月 8 日。

③ 《陕西凤翔 166 名铅中毒儿童陆续入院接受免费治疗》，中央政府门户网站，http：//www. gov. cn，2009 年 8 月 14 日。

④ 《福建上杭县：铅中毒恐慌之后》，《南方周末》2009 年 10 月 10 日。

湖南郴州血铅中毒①，四川省内江市隆昌县铅中毒②。其他如工业废水污染、土地污染导致的"癌症村"，更是触目惊心。关于这方面，媒体的报道只是冰山一角。工业发展带来的污染代价更多地为农村承担了。因污染导致的直接的健康损害更多地指向生活在社会底层的农村居民。

这种风险分配的逻辑已经在现实中显现其社会后果。表2-4的数据说明了这一趋势：随着经济快速发展和生活水平的提高，农村青壮年劳动力的健康状况却比20世纪90年代初恶化了。这是一个值得人们深思和警醒的问题。这正是风险分配逻辑的直接体现。随着农村的相对贫困化不断加深，农民的健康状况也恶化了。在很多农村地区，农民因为恶性肿瘤英年早逝的比率与以往相比确实大大增加了。

因此，很大程度上来说，健康问题并不完全是个医疗卫生问题，而是一个与权利平等、社会公平密切相关的问题。农民经济社会地位低下是农民健康状况整体变差的深层次根源。作为一种基本社会权利的健康权，如果得不到很好的保护，即使提高医疗条件，也不一定改善全社会的健康水平，特别是弱势群体的健康水平。试想，如果人们继续在恶劣环境下进行高强度劳动，呼吸有毒有害的气体，喝污染的水，吃有毒的食物，透支生命和健康，那么医疗条件的改善又能起到多大作用呢？因此，健康水平是一个反映经济社会发展水平和生活质量的综合指标，农民健康状况的恶化是农村经济社会发展严重滞后和农民社会经济地位低下的反映。

---

① 《扬子晚报：嘉禾血铅事件，权利又一次输给逐利》，新华报业网（扬子晚报），2010年3月17日。
② 《四川14名儿童确诊铅中毒工厂曾被责令搬迁》，解放网（新闻晨报），2010年3月17日。

二　当前农民面临的各种健康风险

工业社会是一个财富生产高效率的社会，但财富生产的高效率也伴随着风险生产的高效率，所以，工业社会又是一个高风险的社会，大规模生产财富的同时也大规模地生产着风险，但是财富分配和风险分配却遵循着不同的逻辑。财富生产是沿着社会结构的阶梯向上累积的，社会阶层越高，财富占有的可能性越大；而风险分配是沿着社会结构的阶梯向下累积的，社会阶层越低，风险积累也越多。当前，在我国，迅速工业化而激增的财富越来越向上层积聚，而工业化带来的健康风险却日益在底层、在农村积聚。工业化、城市化裹挟着农村的一切传统关系和传统观念高歌猛进，农民则像一个孩子，在迅速变动的社会中不知所措，在不知不觉中受到了伤害。当前，农民面临的健康风险有如下几个方面。

（一）工业污染所导致的健康风险

工业化带来的环境污染，在城市的影响远不如在农村的影响大。按照污染源划分，污染可以分为三类：工业污染、农业污染和生活污染。目前，在农村，主要是工业污染和农业污染，其中工业污染造成的健康损害很明显，农业污染造成的危害在增加。①

当前，工业化带来的污染是非常令人吃惊的，虽然污染是一

---

① 近年来，随着农业产业结构调整的不断深入，特别是养殖、种植业的快速发展，许多农民患上了相关的职业病，严重影响了他们的生产和生活。如：种田的患上了农药白血病，种大棚蔬菜的患上了塑料大棚病，种植蘑菇的患上了蘑菇肺等病，这些病的发生还在呈增长趋势。钱伟：《职业病侵入30余行业》，《中国消费者报》2004年2月6日，第B02版。

个全国性的问题，但是在城市日益重视环境健康的情况下，很多污染却在农村肆无忌惮地扩散，造成了土壤、地下水源等的高度污染。土壤、地下水污染不像地表水污染、大气污染那么明显，所以一些人把土壤污染称作"看不见的污染"。目前，我国土壤污染很严重，据环境保护部有关负责人介绍，我国土壤污染的总体形势相当严峻，已对生态环境、食品安全和农业可持续发展构成威胁。一是土壤污染程度加剧。据不完全调查，目前全国受污染的耕地约有1.5亿亩，污水灌溉污染耕地3250万亩，固体废弃物堆存占地和毁田200万亩，合计约占耕地总面积的1/10以上，其中多数集中在经济较发达的地区。二是土壤污染危害巨大。据估算，全国每年遭重金属污染的粮食达1200万吨，造成的直接经济损失超过200亿元。土壤污染造成有害物质在农作物中积累，并通过食物链进入人体，引发各种疾病，最终危害人体健康。① 与土壤污染紧密相关的是地下水污染。我国很多农村地区还没有自来水，饮用的是地下水。在河流、土壤污染不断加剧的情况下，地下水也不同程度地遭到了污染。

土壤重金属污染集中多发，多地出现"癌症村"②

土地污染尤其是重金属污染，给人们生活带来重大隐患，即生命安全受到挑战，职业病高发，病死率大幅上升，死亡的年龄普遍提前至45岁左右。

云南癌症村最小死者9岁化工厂赔钱了事

---

① 《中国土壤现状调查："看不见的污染"难以逆转》，2006年12月28日，http://www.hjxf.net/special/2008/0805/article_17.html。
② 张丽娜、范春生、谭剑：《土壤重金属污染集中多发，多地出现"癌症村"》，《经济参考报》2011年10月14日。

与此同时，由于相应救治机制的缺失，应对不当随时可能引发公共卫生事件或群体性事件，不能不警惕。

多地惊现"癌症村"

湖南省国土资源规划院基础科研部主任张建新说，他们调查了7万人25年的健康记录后发现，1965～2005年，骨癌、骨痛病人数都呈上升趋势。在重金属污染的重灾区——株洲，当地群众的血、尿中镉含量是正常人的2～5倍。

内蒙古的河套地区因土地污染地下水质量较差，造成砷中毒、氟中毒等地方病较为严重的情况。

河套地区共有近30万人受砷中毒威胁，患病人群超过2000人。巴彦淖尔盟五原县杨家疙瘩村是砷中毒的重点区，该村病人多，而且死亡人数也多，主要是以癌症为主，大多在壮年时就由于病魔的折磨而过世。

村民刘喜向经济参考报的记者反映说，嫁过来的媳妇三年后就出现砷中毒病征，村里的光棍越来越多了。

呼和浩特市和林格尔县董家营到托克托县永圣域乡一带是氟中毒的重点区域，地下水氟含量在河套地区最高。该区几个重点村的村民均有不同程度的氟中毒症状。

记者看到，很多村民牙齿发黑、疏松，骨质疏松。这里有的村民为了孩子健康，自己喝当地水，给孩子们买矿泉水。

距离包钢尾矿坝西约两千米的打拉亥村由于受尾矿水的下渗造成地下水以及粮食中的稀土元素、氟元素以及其他重金属元素的污染，使该村的居民受到严重危害。各种怪病多，以心血管病、癌症、骨质疏松为主，记者见到一个近十岁的小女孩，没有长出一颗牙齿。

辽宁省锦州葫芦岛一带，土地主要受锌厂污染影响，污染元素以镉、铅、锌为主。此类元素攻击人的肾器官和骨骼，造成骨质疏松。在日本，这叫"骨痛病"，属比较常见的职业病。

经济参考报的记者来到位于葫芦岛锌厂主厂区对面的龙港区马仗房东街道办事处集贸社区。社区书记、主任霍春华介绍说，锌厂建于1937年，这里的人们受害很严重。每当锌厂排"蓝烟儿"时，人喘不上气，咳嗽。

而最大的影响是，这里得癌症的人比较多，年轻人死得多，单亲家庭多，社区去年死亡14人，其中6人死于癌症；今年1~5月死亡5人，其中死于癌症的有2人。最小的死亡者年龄在四十五六岁。

"我们都习惯了污染"

经济参考报的记者在内蒙古、辽宁、湖南三地土地污染带职业病高发地区调查发现，当地政府多对发病情况知之甚少，即使知道也表现"漠然"。发病群众对此也习以为常，反映多次再无下文后，即过一天算一天，求诉无门。

内蒙古巴彦淖尔盟五原县杨家疙瘩村村民杨三民说，现在有很多人议论，人们吃掉了重金属污染的饲料喂养的猪，又吃掉了被重金属污染的土壤中种植出来的蔬菜和粮食，有些人甚至还喝着被重金属污染的地下水，肯定会生病。

杨三民对此有所担忧，但也不知道污染到底有多大害处，因为肉眼看不到它能立即带来问题。他不希望把他们村的情况告诉世人，担心外人会害怕该村的人。

46岁的辽宁省葫芦岛锌厂职工高秀峰今年2月2日死于肝癌。他的妻子刘凤霞说："对于锌厂的污染，我们已经习惯了，日本发生核辐射时，咱们一点儿都不怕，这儿的辐射可是要比日本厉害多了。"

刘凤霞所在的龙港区马仗房东街道办事处集贸社区主任霍春华说，从2003年开始，锌厂答应给社区居民补偿，但社区从来没收到过这笔款，当地的人大代表多次呼吁把这里的居民整体搬迁，但是政府表示根本无能为力，大家已经麻木了。

据龙港区北港办事处主任邵洪臣介绍，办事处人口 1.4 万人，其中农民 1 万人，共有 2.1 万亩，辖 6 个行政村，其中 4 个村与锌厂的直线距离为 2 ~ 3 公里，每到冬季天气总是灰蒙蒙的。

当地的稻池村有 5000 多人，1 万亩土地，受锌厂影响的土地有 4500 亩。土地污染最严重时，玉米不结棒，减收甚至绝收，得癌症或支气管疾病的人居多。去年，锌厂拨付 9.1 万元作为经济补偿，今年决定拨付 10.5 万元补偿经费，实际分到每个人头上没多少钱。

"土地污染带"疾病防控难

记者调查获悉，除了云南、广西，还有湖南、四川、贵州等重金属主产区，很多矿区周围都已经形成了日渐扩散的重金属污染土地。

国土资源部曾公开表示，中国每年有 1200 万吨粮食遭到重金属污染，直接经济损失超过 200 亿元。

而这些粮食足以每年多养活 4000 多万人，同样，如果这些粮食流入市场，后果将不堪设想。土地污染带职业病、重症疾病正呈高发和扩大态势，面临着极其艰巨的防控任务。

内蒙古自治区地质调查院高级工程师王喜宽忧虑地说，尽管国家相关部门很重视土地污染的调查，但由于不是"显而易见"的大问题，调查结果很难引起地方政府的重视。

比如，他们调查发现，二胺类化肥中含氟较高，在河套地区氟含量较高的现实情况下，使用高氟的二胺化肥具有不断增加土壤中以及粮食中氟含量的危害。因此，工作人员曾多次建议相关部门要生产出低氟化肥，并引导农民使用，但这个建议几乎没人采纳。

针对土地污染对人健康的危害，王喜宽建议要尽快建库查询，分地区建立地砷病、地氟病数据库，包括水砷、氟含量，暴露时间，病情程度等，还要加强重点区段的水土环境监测。此外，加强改水、引水力度。

污染导致的健康损害具有滞后性、间接性等特点，除非严重工业污染造成的中毒等直接显著伤害，如各地频繁发生的铅中毒事件，都是健康损害波及面比较宽又比较严重的情况下，才引起关注，停止侵害。污染带来的慢性健康损害通常不易认定，在很多污染与健康侵害没有直接关系的情况下，被侵害者却无法维护自己的健康权益，如各地出现的"癌症村"，虽然村民采取上访等各种反抗方式，但是由于人们很难证明患癌症与环境污染有直接的因果关系，所以很多此类污染维权的行动都是以失败告终。在网上，如果搜索"癌症村"，你会发现一长串地址具体的村庄的名单，而且，这个名单还在不断增加。2009年4月，《凤凰周刊》以《中国百处致癌危地》作为封面故事，讲述了我国百处致癌危地。同年，华中师范大学地理系学生孙月飞在题为《中国癌症村的地理分布研究》的论文中指出："据资料显示，有197个癌症村记录了村名或得以确认，有2处分别描述为10多个村庄和20多个村庄，还有9处区域不能确认癌症村数量，这样，中国癌症村的数量应该超过247个，涵盖中国大陆的27个省份。"中国癌症村主要分布在经济发达地区，经济发展与部分居民的健康恶化具有非常强的正相关关系。

根据卫生部通报的我国第三次居民死因抽样调查主要情况，从调查地区死亡率来看，城乡之间的差异明显，农村比城市高19%；不同区域也存在着较大差异，中、西部城市分别比东部城市高22%和25%；中、西部农村分别比东部农村高13%和15%。城市恶性肿瘤死亡率明显高于农村。恶性肿瘤是城市首位死因

（占城市死亡总数的25.0%），农村为第二位死因（占21.0%）。[①]
但是死亡率实际上掩盖了整体上的巨大差异，从河北省的调查看，河北省范围内抽取样本13791868人（占全省总人口的20.15%），其中城市人口2291292人，农村人口11500576人。其中，农村恶性肿瘤的减寿年数为131502.5人年，平均减寿年数为8.56岁，城市恶性肿瘤的减寿年数为24645人年，平均减寿年数为7.99岁。可见恶性肿瘤对农村居民的危害大于对城市居民。在农村，山区的减寿年数为85672.5人年，平均减寿年数为8.79岁，平原分别为38020人年和8.29岁，沿海分别为7810人年和8.14岁。恶性肿瘤对山区居民寿命影响最大，其次为平原地区和沿海地区。[②] 由上面的数据可以看到，恶性肿瘤对农民的危害甚于对城市居民的危害，对贫困地区（山区意味着更加贫困）的危害甚于对经济较发达地区的危害。

在"GDP至上"理念推动下，地方政府治理污染的决心与发展经济的冲动相比要小得多。当工厂"三废"排放危害环境、威胁人们健康时，地方政府缺乏主动阻止污染的动力，因为很多污染企业都是利税大户，是政府的财源。在很多案例中，地方政府不是去制止污染对人的伤害，而是千方百计地阻挠农民维护自己的健康权益，成为污染企业的保护伞。所以在很多情况下，农民的反抗通常是非常无力的，甚至还常常受到地方政府的压制。很多"癌症村"都经历了长期的上访或者其他方式的抗争，但是，他们渺小的力量却无法使企业停止损害，他们也没有能力离开故土到其他地方谋生来避免这种伤害。

---

① http://www.gov.cn/gzdt/2008－04/29/content_ 958205.htm。
② 《全国第三次死因调查河北省居民恶性肿瘤死亡情况及疾病负担》，http://www.9080.enorth.com.cn/att/0/10/02/51/10025120_ 820273.ppt#256。

（二）假冒伪劣产品的侵害

农村的信息传播不通畅，农民的知识有限，还没有识别假冒伪劣产品的意识和能力。在农村，能够用上现代化的工业产品，能够吃上工业化的食品，被看成一种进步和新生活享受，很多农民没有意识到工业产品的健康风险，甚至难以理解在食品中会有各种危害健康的非食用成分。因此，各种假冒伪劣产品，特别是食品，在农村大行其道，危害农民的健康。这类危害非常隐蔽，除非发生如"大头娃娃"、"结石宝宝"这样大面积的生命危害，一般很难被发现。

假冒伪劣产品在农村泛滥的直接原因是农民缺乏各种消费知识，无法鉴别产品质量的高低。农民平均受教育水平低，生活相对封闭，对现代工业产品缺乏足够的认识。他们不知道味道不错的奶里可以添加三聚氰胺，不知道那些劣质的饼干、色彩鲜艳的糖果里面已经添加了各种毒素。很多人认为现代工业制成品代表着时尚和现代，吃各种花花绿绿包装的食品被认为是生活的现代化，他们赋予工业制成品以美好的形象，并成为美好生活的一个标志。而很多商家恰恰会因此而蒙蔽消费者，他们生产产品的目标是赚钱，而且是没有底线地赚钱。他们知道农民是个缺乏维权意识和维权能力的消费者，所以敢于把不合格的产品销往农村。

农村是各种质量监管的盲区。在很大程度上，国家的质检部门或者其他监管部门的主要管理工作都放在了城市，对农村市场缺乏必要的监管。在城市，一些危害人们生命健康的食品、药品及其他用品因为严格的监管而不敢堂而皇之地买卖，在农村它们却可以通行无阻。特别是近年来，农民生活用品的商品化程度越来越高，一些大型超市也逐渐在农村开业，但是这些超市的产品质量却很难令人放心。由于市场监管很不到位，伪劣产品、过期产品在农村超市基本上肆无忌惮。可以说，当前农村是廉价工业品的销售市场，是假冒伪劣产品的猖獗之地，也是有毒有害食品、药品泛滥的地方。

在农村的超市、小卖部，一些假冒的名牌、一些伪劣产品和过期产品随处可见。假冒伪劣产品在农村泛滥是非常普遍的，一些似是而非的牌子堂而皇之地摆在超市里。诸如"伊俐"牛奶、"蒙午"牛奶等假冒伪劣食品"傍名牌"的现象非常普遍，而且这些产品虽然被媒体曝光却仍然在农村公然销售，如"伊俐"牌奶制品2005年已经被多家媒体曝光为假冒伪劣产品，但现在仍然在很多农村地区有售（见图3-1）。

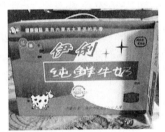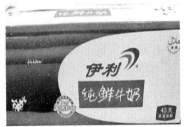

图3-1　借名"伊利"行销"伊俐"糖水冒充鲜奶堂皇入市[①]

2005年5~6月，商务部对12个省（自治区、直辖市）做了问卷调查，有46.2%的农民认为在当地购物不放心，而不放心的首要原因是假冒伪劣商品。2004年，国家质检系统查获假冒伪劣农资货值3亿元，查处假冒伪劣农资违法案件2.5万起，2005年上半年又查处假冒伪劣农资违法案件18608起，货值2.5亿元。从日用消费品到农资，坑农害农事件时有发生，给农民身心健康与经济收入造成很大损失。商务部推出的"万村千乡"工程，计划用3年时间，在681个试点县培育25万家左

---

① 荀冠龙，《借名"伊利"行销"伊俐"糖水冒充鲜奶堂皇入市》，《北京商报》2005年2月16日。

右的"农家店",即农村超市。① 但是这些计划并没有终结假冒伪劣产品在农村市场的泛滥,2008 年的三鹿奶粉事件便是最好的证据。"问题食品""上山下乡"给农民带来了各种显现的和潜在的健康风险,远的有阜阳奶粉养出来的"大头娃娃",近的有三鹿奶粉喂出来的"结石宝宝",农民是最大的受害者。

(三) 非农务工导致的工伤和职业病

农民从土地走入工厂,他们的工作方式发生了巨大的变化,但是,安全知识缺乏、安全防护设备缺乏、超时工作,使得他们很多人打工没有挣到钱,却丧失了健康。工伤是危害农民工健康的重要方面,在珠三角地区,据估计,每年至少发生断指事故 3 万宗,被机器切断的手指头超过 4 万只。② 职业病更是威胁农民工健康的最大危害,各种重金属中毒、尘肺病的发病率非常高,至今国家却没有一个全面的、权威的统计数字。但是,当你走进农民工大量外出的农村,去细数在一个村庄、一个家庭已经出现的尘肺病患者时,任何人都会震惊。当外出打工者接二连三地死去,活着的人在痛苦呻吟时,我们面对的不是冰冷的数字,而是一个个血肉之躯的痛苦和消失。

当前,我国工人阶级的主体是农民工,在工厂、建筑、勘探等第二产业的不同行业中,工作在第一线的都是农民工,在第三产业的一些初级劳动力市场,也主要都是农民工。从 2005 年国家统计局的 1% 人口抽样调查数据看,农业户籍人口(以下称农

---

① 浦超:《农村超市能否成为农村假冒伪劣的终结者》,http://www. yn. xinhuanet. com/reporter/2006 – 03/02/content_ 7352696. htm,最后访问日期:2006 年 3 月 2 日。

② 《每年三万断指案,珠三角繁荣的代价?》,南方网(广州),2008 年 7 月 10 日。

民工）在二、三产业就业的比重非常高，第二产业就业人口中的农民工占67%，第三产业中农民工也占了40.2%，在二、三产业就业人口农民工所占比重合计达到52.4%。因此可以说，农民工在人数上已经成为非农就业主体。（见表3－1）[①]

表3－1　三次产业就业人口的户籍构成

单位：%

	农业户籍就业人员	非农业户籍就业人员	合计
第一产业	97.8	2.2	100.0
第二产业	67.1	32.9	100.0
第三产业	40.2	59.8	100.0

2009年，美国《时代周刊》把中国工人作为封面人物时，他指的是一个群体而非一个人。中国工人创造了大量物美价廉的工业产品，给世界人民带来了福祉，但是中国工人却是一个由农民组成的群体，这一群体在工业化的大潮中离开农村进入工、矿企业，赚钱是他们的直接目的，他们不怕脏、不怕累，在任何艰苦的条件下努力工作，希望通过勤劳致富。他们不了解工业化大生产中的副作用，不知道职业病和职业中毒等是现代化生产中的"副产品"。很多农民工工作几年后发现自己身患重病，就为时已晚了。当前，因非农务工导致工伤和职业病的农民已经形成了一个庞大的群体，成为国家不得不重点关注的对象。

（四）健康知识的缺乏带来的潜在危害

当前农村生活正在从温饱向小康和富裕过渡，食品不安全、饮食不科学等带来大量的健康风险。研究表明，生活方式对健康

[①] 本数据来自中国社会科学院社会学研究所"当代中国社会结构变迁研究"课题组承担的国家统计局1%人口抽样调查数据的课题报告。

有非常重要的影响，但生活方式又是与受教育程度、生活水平、健康知识等密切相关的概念。当前农民的健康生活知识缺乏也是影响其健康状况的一个很重要的因素。

传统农业社会是自给自足的自然经济，农产品自产自用，吃的东西都是天然食品，所以饮食并不会带来较大的健康风险。"病从口入"这个中国人非常重视的道理虽然在民间广为流传，但今天这个词显然具有不同的含义。吃什么、如何吃，粗细搭配、荤素搭配、营养健康已经成为城市人健康生活的重要原则，但是对于农民来说，他们不但不知道，有时甚至被无良的电视广告所误导，把垃圾食品当时尚生活。如笔者曾经听到一个故事：在一个偏远的农村地区，父母非常爱孩子，希望孩子能吃上好东西，就把自己家散养的鸡下的鸡蛋卖了，买方便面给孩子吃。放弃"散养鸡蛋"，选择"劣质方便面"，恰恰是很多农民健康生活缺乏的典型写照。

在从传统的自给自足的生活向以商品消费为主的现代化生活方式过渡的过程中，消费者是需要学习的，这种学习能力很大程度上依赖于他们的受教育程度和生活知识的来源渠道。生活方式对健康的影响已经被广大医务工作者和健康管理机构所认识，但是对农民而言，好生活所带来的健康风险是他们没有意识到的。所以，在农村传播健康知识非常必要。但是，现在农民接受健康传播知识的途径有限，农村地区的健康教育十分匮乏。在很多地方，县以下电视节目中插播的是大量的药品广告、保健品广告，不是教农民如何健康生活，而是大量地推销各种假冒伪劣药品、保健品，欺骗多于科学宣传。农村医疗机构只是方便农民看病。农村少有的一些健康教育，如地方政府部门组织开展的文化、科技、卫生"三下乡"活动，大多是以运动式的方式宣传一下，不具有经常性。而从制度上保障经常化的健康教育，在农村还是空白。

当前，农民的生活压力整体上来说仍然比较大，看病贵、上学贵、养老难等问题使得很多农民在青壮年时期拼命挣钱，对自身的健康状况往往不会重视，超强劳动、劣质饮食常常过早损害了他们的健康。因此，在农村进行健康教育，培养农民建立良好的生活方式，宣传医疗保健知识，传播珍视个人健康的理念，让农民认识到、处理好挣钱、节俭和健康三者之间的关系，是一个利国利民的大事。

三　健康权的博弈

在 GDP 至上的发展观指导下，国家对 GDP 的关注常常会导致对公民健康权的忽视甚至漠视。在工业发展和环境保护二者的关系上，作为一个后发国家，我国却照样走了西方先污染后治理的老路。目前还处于一个污染继续扩大的阶段，在工业发展和环境保护这一对矛盾中，发展仍然有压倒一切，包括压倒防治污染的优势。在这种发展模式中，以发展的名义而进行的污染更多的是损害着底层群体利益，而一部分社会上层则是污染经济上的受益者。虽然贝克尔在其风险社会中认为现代社会的风险是跨阶层的，但是当清洁的空气、优美的环境、洁净的水变成稀缺资源时，也就成为优势阶层的特权。各个阶层逃避风险的能力是不一样的。工业污染带来的损害日益为大家所认识，但是如何避免被污染损害并不仅仅是个认知的问题，谁来承担这个后果则是不同群体权利博弈的结果。在避免污染、维护健康权的博弈过程中，与社会经济地位相联系的能力差别和权利差别至关重要。从各地污染发展的趋势看，污染损害更多地向城市的郊区蔓延，向落后地区蔓延，向贫困的农村蔓延。

这种趋势既是经济发展的一个结果，也是不同力量博弈的结果。在有关治理污染和环境保护的博弈中，有几类利益相关者在参与。一是地方政府，他们的 GDP 冲动和财政收入冲动主要反映在其招商引资的力度以及对引入企业的定位上。政府的招商政策定位是决定一个地方污染企业能否存在以及在何种程度上存在的最重要影响因素。二是民间环保力量，他们是环境保护的直接参与者，其行动在一些大的项目上常常会产生一定的影响，但是他们对环境保护的参与基本上是有特定指向性的，如藏羚羊的保护、河流流域的保护等。三是环境污染的直接受害者。在环境保护中，特别是在涉及一个地方的环境污染治理时，最重要的力量是环境污染的直接受害者。这股力量比较复杂，其异质性也比较强。在不同的污染案例中，其参与者大相径庭。

维护健康是个人的一项基本社会权利，但是，在实际的污染案例中，公民维护健康、拒绝污染的权利实现是与一系列权利和行动能力等因素相关的。笔者把这种拒绝污染的权利和能力分解为以下权利和能力。

1. 知情权

知情权是指环境污染的利益相关者，是否有权利知道其所面临的健康风险。污染以及污染的风险在知道的情况下会增加自己的选择性，所以知情权是一切行动选择的基础。目前，当一个污染企业建立时，农民很少有这种知情权，常常是在污染损害发生以后，他们才真正知道了这种污染危害。高污染企业的"低调"开工使得一般民众都无法知情，更不用说农民了。

2. 话语权

话语权是指能够发出声音来，即环境污染的利益相关者对这种污染有没有发表自己看法的权利，有反映自己利益的渠道。话语权非常重要，有话语权的人，能够把自己的利益表达出来，并获得社会的支持。话语权一方面是一种社会地位，另一方面也是一种能力，它与受教育程度密切相关。话语权是一种强大的力量，是一种强大的动员能力，特别是在现代网络传播时代，话语权是表达自己利益诉求的一个非常重要的方面。有话语权又能为社会认知，就能很好地捍卫自己的权利。农民是最缺少话语权的群体，不管是正式渠道还是非正式渠道，他们几乎是没有声音的。他们的利益常常在沉默中受到伤害。从现在很多污染案例看，农民在面对污染时，是最没有话语权的群体，农民反抗污染的群体行动、上访常常被作为一种反社会行为、一种违法行为而受到压制。面对被污染了的土地、水源、空气，农民反对的声音在经济发展、地方财政增长的面前非常无力。

3. 行动权

行动权是指面对污染，利益相关者有没有用行动反对的权利。在污染的三个主要关系主体（企业、政府和民众）中，从理论上讲，企业和民众都是利益主体，是自利的，而政府，作为一个公共机构，其主要的使命是维护公共利益，是私人利益的仲裁者。但是在现实生活中，很多地方政府也是一个自利的主体，他们需要财政收入，需要 GDP，而企业正是财政收入和 GDP 的创造者，所以企业的发展首先是符合政府利益的。当企业污染与民众的环境健康权相冲突时，地方政府常常很难抉择。另外，由于稳定是中国压倒一切的大事，是一项政治任务，所以，当民众以大规模的社会行动来反抗企业污染时，就不仅仅是 GDP 或者财政收入的问题，还有一个压倒一切的稳定问题成为影响地方政府行动的因素。因此，当农民以行动来反抗企业污染时，既牵扯到经济利益，又牵扯到政治利益。在这种条件下，农民反抗污染的行动权是受到很大制约的。

4. 行动能力

行动能力是指作为环境污染的利益相关者，有没有反对污染的能力。行动能力是一种组织能力。农民在历史上是一盘散沙，现在仍然是没有组织的个体化的小农。没有组织的农民个体的力量是弱小的，也是无法整合的。而且，农民居住的分散性、交通的局限性都决定了他们无法形成一定规模的组织，没有组织的行动是微弱的。所以，与城市居民相比，农民还具有这种天然的弱势。在交通、通信发达，人口密集的城市，当个体的利益汇聚成群体行动时，这种行动的力量有时足以达成自己的利益。众所周知的厦门 PX 项目事件中，城市居民以散步的方式驱逐了这个项目，保护了自己的健康权，但是，农民是不可能有这种行动能力的，即使集体上访，常常在权力和金钱的压力下无果而终。

厦门 PX 事件①

厦门 PX 是个化工项目，从 2004 年 2 月国务院批准立项，是 2006 年厦门市引进的一项总投资额 108 亿元人民币的对二甲苯化工项目。该项目号称厦门"有史以来最大的工业项目"，选址于厦门市海沧台商投资区，投产后每年的工业产值可达 800 亿元人民币。该项目于 2006 年 11 月开工，原计划 2008 年投产。

PX 项目区域位于人口稠密的海沧区，临近拥有 5000 名学生的厦门外国语学校和北师大厦门海沧附属学校，项目 5 公里半径范围内的海沧区人口超过 10 万，居民区与厂区最近处不足 1.5 公里。同时，该项目与厦门风景名胜地鼓浪屿仅 5 公里之遥，与厦门岛仅 7 公里之距。项目开工后便遭受广泛质疑。

---

① 本事件资料来源于百度搜集。

2007年3月，由全国政协委员、中国科学院院士、厦门大学教授赵玉芬发起，有105名全国政协委员联合签名的"关于厦门海沧PX项目迁址建议的提案"在两会期间公布，提案认为PX项目离居民区太近，如果发生泄漏或爆炸，厦门百万人口将面临危险。但遗憾的是国家相关部门和厦门市政府没有采纳他们的建议，而且加快了PX项目的建设速度。

2007年5月末，对海沧PX化工项目一无所知的厦门市民接到了一条短信，并从各种传媒渠道获得了PX的相关信息，纷纷酝酿着表达反对在厦门上PX项目的形式和方法——"六一"上街游行。

5月30日上午，厦门市人民政府刘赐贵市长主持召开了第五次常务会议，研究PX项目建设，八位副市长和市直有关部门领导列席了会议。会议听取了海沧PX项目建设情况的汇报，根据一些专家和市民的意见，经慎重研究，决定暂缓建设海沧PX项目。福建省政府要求厦门市在原有PX单个项目环评的基础上扩大环评的范围，进行区域规划环评。

6月1日，数千名激愤的厦门市民以"散步"的名义，上街游行，表达反对在厦门建设PX化工项目的心愿。

6月7日，厦门市政府宣布，海沧PX项目的建设与否，将根据全区域总体规划环评的结论进行决策。决策后将严格按照规划环评的要求，认真做好落实。随后，针对网民出台了《厦门市互联网有害信息和不良信息管理和处置办法》。

6月7日，由国家环保总局组织各方专家，就海沧PX化工项目对厦门市进行全区域总体规划环评。

12月5日公布的环评报告结论为：厦门市海沧南部空间狭小，区域空间布局存在冲突，厦门市在海沧南部的规划应该在"石化工业区"和"城市次中心"之间确定一个首要的发展方向。

报告同时披露了海沧现有的石化企业翔鹭石化（PX 项目的投资方）五年前环保未验收即投入生产，并且污染排放始终未达标。

投资方和政府关心的是巨大的经济利益和政绩，而民众更关心的是城市环境和子孙后代的健康。很多迹象表明，投资方与当地政府决心复建，也有更多迹象表明，许多厦门市民强烈反对这一项目。几乎所有的媒体都关注着这份报告的命运和作用。

12 月 8 日，在厦门市委主办的厦门网上，开通了"环评报告网络公众参与活动"的投票平台；9 日，投票突然被中止，10 日投票平台被撤销。在投票结束之时的结果显示，有 5.5 万张票反对 PX 项目建设，支持的有 3000 票。

12 月 13 日，翔鹭腾龙集团（PX 项目方）办公室通过媒体发布了《翔鹭腾龙集团致厦门市民公开信》。信中称：第一，PX（对二甲苯）低毒，不会致癌致畸，也不是原子弹；第二，海沧 PX 项目采用世界先进的工艺专利技术，环保投资巨大，安全稳定和可靠性更有保障；第三，海沧 PX 项目与居民区完全可以和谐共处。并宣称翔鹭石化是通过环保验收的，其排放没有超标。

12 月 13 日，厦门市政府开启公众参与的最重要环节——市民座谈会。驻厦中央级媒体包括新华社、《人民日报》、《光明日报》等，以及厦门本地媒体，获准入内旁听。整场座谈会持续 4 个小时。

最终结果显示，49 名与会市民代表中，超过 40 位表示坚决反对上马 PX 项目，随后发言的 8 位政协委员和人大代表中，也仅一人支持复建项目。

12 月 14 日，第二场市民座谈会继续举行。第二场座谈会有市民代表、人大代表和政协委员等 97 人参加，62 人发言。在座谈中，除了约 10 名发言者表示支持 PX 项目建设之外，其他发言者都表示反对。座谈会上，曾对海沧区做过独立环境测评的厦门大学袁东星教授，用数据及专业知识对 PX 项目表示反对。

12 月 16 日，福建省政府针对厦门 PX 项目问题召开专项会议，会议决定迁建 PX 项目。

总结这个民众胜利保护自己环境健康权的案例，以下几点是非常关键的。首先，有话语权阶层的参与。105 名政协委员建议项目迁址，厦门 PX 事件进入公众视野。这么高层次的项目，一般民众很难有知情权。如果没有这么高层次的人群关注，这个项目很难进入公共视野。其次，知识精英的参与。在反对项目的意见中，有大量媒体和记者介入，有非常专业的化工方面的学者，从专业的角度质疑专业环评的结果，这非常有力，还有其他各类知识精英的策略性参与。可以说精英的高度参与是整个抗议行动得以有序进行的关键。最后，公众参与。公共参与度高，人员广，数量大，这是促使项目迁址的重大社会压力。

这三个因素，可以说缺一不可。这个曲折的成功维权的案例是独特的，它成功的条件也是农民保护自己的环境健康权时所不具备的。作为一个社会的弱势群体，他们没有话语权，缺乏行动能力，所以他们在很多环境维权案例中都以失败告终。在一次次失败后，污染成为他们的宿命。

第四章　职业病：农民工的致富噩梦

在超星网上检索"职业病"的文献时，我们可以发现大多数职业病防治的书籍和文献的出版都年代久远（绝大多数书籍都在20世纪80年代初中期以前），在中国知网学术文献总库中，通过关键词"职业病"搜索到的各类报纸、杂志和学位论文文献也不到两万篇，在当当网的书目中，有关职业病的书只有30多本。有关职业病的著作如此之少，这与我们这个信息传播和知识生产日益发达的时代很不相称。

但是，这不是说职业病从20世纪80年代以后不那么严重了，恰恰相反，我国职业病的发病率是与经济发展速度成正比的，经济的高速发展带来了大量的职业病，它严重侵害了工人的健康。学界对这个问题的研究不多，恰恰是职业健康权利缺失的最直接体现。

一　开胸验肺：农民工的职业病这样进入公众视野

2009年的新闻大事件之一是河南农民张海超为了证明自己患了尘肺病而"开胸验肺"。农民工的职业病问题以如此悲情的方式进入公众视野令人悲哀。虽然在媒体、公众和上级卫生部门的深切关注下，张海超的尘肺病得以治疗，但是更多的"张海超"

们却没有他那么"幸运"。关于中国目前有多少尘肺病人，恐怕没有人知道。各地以事件的方式暴露出的尘肺病人说明尘肺病的普遍性和严重性，而我国职业病机构对此的监测和检查却远远不够。

为证明自己患职业病，河南工人张海超竟"开胸验肺"①

据《东方今报》报道，河南新密市工人张海超被多家医院诊断为职业病，但企业却拒绝为其提供相关资料，他向上级主管部门多次投诉后，郑州职防所为其做出了"肺结核"的诊断。为求真相，近日他找到郑大一附院，坚持"开胸验肺"。

2009 年 7 月 6 日，在新密市第一人民医院外科病房，张海超告诉记者，2004 年 6 月他到郑州振东耐磨材料有限公司（下称振东公司）上班，先后做过杂工、破碎、开压力机等有害工种。2007 年下半年，他感到胸闷、咳嗽。2007 年 10 月，张海超离职，先后去了北京协和医院、首都医科大学朝阳医院、北京大学第三附属医院等数家医院检查，医生们都认为是职业病——尘肺。

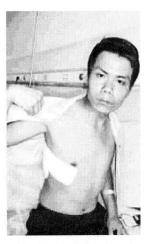

按照国家有关规定，职业病的鉴定由当地职业病防治所进行，但需要用人单位出具相关证明。由于振东公司不配合，张海超于今年 2 月 7 日到新密市政府有关部门求助。5 月，新密市信访局表态由郑州市职防所为其鉴定。5 月 25 日郑州市职防所出具

① 本案例源引自中国网。

了诊断证明，结果是"无尘肺0期（医学观察）合并肺结核"。

为搞清自己的病情，张海超决定"开胸验肺"。6月1日，张海超来到郑大一附院门诊，22日，他不顾医生劝阻要求开胸。结果胸部一打开，医生就发现了他肺上的大量粉尘，肉眼可见。医生还为张海超做了肺部切片检验，排除了肺结核的可能。在郑大一附院出具的张海超的"出院诊断"中载明："尘肺合并感染。"医嘱第1条就是："职业病防治所进一步治疗。"

近两年维权求医，张海超花费近9万元，早已是债台高筑。虽然他入了农村医疗合作保险，但医院认为他是工伤，不在医保范围。

关于职业病人数的统计，我查阅了很多资料，但是几乎都是不完全统计，官方的权威数据也不一致。仅以尘肺病为例，根据《健康报》2004年11月8日报道："2002年底，我国共有尘肺病患者58万余例，其中煤矿尘肺患者占46%"。2006年4月25日报道："据相关部门通报，截至2005年，我国尘肺累积病例607570例，其中存活病人为470089人。矽肺和煤工尘肺仍是最主要的尘肺病，两者共占尘肺病例总数的90.8%。"[1]《人民日报》2004年5月15日报道："截至2003年底，全国患尘肺病人总数44.6万人，且每年还在以年均新发职业病人1.5万的数量增加。"[2] 2008年5月5日《健康报》报道则称："近日从卫生部职业病防治专题新闻发布会上获悉，2007年根据全国30个省（自治区、直辖市）和新疆生产建设兵团报告（不包括西藏、港、

---

[1] 孟庆普：《2005年中国逾七成职业病人得尘肺病》，《健康报》2006年4月25日。

[2] 王淑军：《卫生部通报农民工职业病危害专项整治情况：不合格单位达57.5%》，《人民日报》2004年5月15日。

澳、台地区），共诊断各类职业病 14296 例，比 2006 年增加 24.1%"，"其中报告数最多是，尘肺病 10963 例占 76.69%"。从中国 2001 年各类职业病的工业部门分布统计中可以看出，各工业部门各类职业病（包括尘肺病）合计只有 13218 例，2006 年也只有 11519 例。

从其他渠道的信息看，这一数据显然是太小了。当前，我国产业工人主要是农民工，农民工是患职业病的主要群体。但是，很多农民工就业不稳定、流动性大、无劳动合同等，即使患了职业病，由于种种困难，也不能被认定为职业病。近年来媒体报道的有关农民工职业病维权的事件很多。这些事件都不是个体的，一发现就是一个村、几个村外出务工者都患了病或者一个工厂很多人都患了病。这类报道还有一个共性，就是很多人患了职业病都历经波折也很难被认定为职业病，不被承认，无法维权，无数个新闻背后的"张海超"们依然采取个体化的方式维权。主要群体职业病认定权利的缺失使得这一数据很难准确。统计数据的不准确恰恰反映了当前大多数农民工职业病患者的地位，他们很多人并没有进入统计范围，更无法享受职业病治疗的相关待遇。

我国到底有多少职业病人？实际数量肯定远远高于统计数据。有人认为实际病例要比报告病例多 10 倍。这一估计应该并不夸张。大量资料显示，20 世纪 90 年代以来，没有发现全国性的包含各类企业的完整的抽样调查的职业病数据，所以可以说我国根本没有权威的职业病数据。在资料检索中，有幸看到中国基本预防控制中心在山西的抽样调查数据，根据这个数据推测，职业病的漏报比例是非常高的，从表 4 - 1 可以看出，1986 ~ 1997 年，山西省接尘工人数从 30.79 万人增长到 66.59 万人，而患尘肺病人数只从 17379 增加到 20558 人，而且新发病人数逐年下降，这明显与实际情况相背离。

表 4 - 1 山西省 1986 ~ 1997 年间煤炭开采业基本情况

年份	煤炭产量（亿吨）	企业数（个）	职工总人数（万人）	生产工人数（万人）	接尘工人数（万人）	现患尘肺病人数（人）	新发病例数（人）
1986	2.22	4228	57.02	41.62	30.70	16379	1285
1987	2.32	4249	60.77	44.97	32.63	17676	1636
1988	2.46	4336	60.80	45.60	32.64	18652	1130
1989	2.75	4502	63.07	46.04	33.79	19378	1058
1990	2.86	4598	69.81	56.54	47.47	19994	840
1991	2.92	4804	86.66	70.13	59.61	20224	542
1992	2.97	4922	90.23	72.78	62.10	20236	202
1993	3.10	4935	90.84	73.98	62.64	20090	100
1994	3.24	5489	91.77	70.21	60.62	20367	269
1995	3.47	5579	92.05	70.85	61.44	20421	176
1996	3.49	5708	93.69	71.76	62.71	20448	201
1997	3.38	5660	93.32	72.12	66.59	20558	110
合计	35.18	—	—	—	—	—	7549

资料来源：陈永青、蔡立群：《山西省煤工尘肺发病状况的调查》，《中国卫生监督杂志》2002 年第 4 期。

更进一步看，在国有统配的企业中，接尘工人占了总人数的 20.73%，而其尘肺病患者则占了 80.34%，由于国有企业管理比较规范，职业安全做得比较好，这个群体的职业病发病率应该是最低的，算来也达到了 1.12%（用患尘肺病人数/接尘工人数）。其他性质的企业职业防护措施远比国有企业差，很多在私人煤矿工作的工人甚至没有任何防护措施，只要干几年，都有可能得病（见表 4 - 2）。由此推断，其他企业的尘肺病发病率要远高于这个 1.12%。即使按照这个比例推算，尘肺病患者的人数也应该达到约 8 万人，但是遗憾的是，实际统计出来的患病人数却只有 2 万多。山西的这个数据还是 1998 年以前的情况，而且也只是冰山一角。只是我们很难找到更完整的数据。

表 4 - 2　山西省不同类型煤炭开采业基本情况

企业性质	企业数（家）	煤炭产量（万吨）	百分比（%）	职工人数（人）	百分比（比）	接尘工人数（人）	百分比（比）	现患尘肺病人数（人）	百分比（比）
国有统配	48	9801	28.96	302108	32.37	138072	20.73	16516	80.34
地方国有	261	5619	16.61	202232	21.67	139185	20.90	3407	16.57
二　轻	180	1558	4.60	20253	2.17	14608	2.19	—	—
乡　镇	5123	16114	47.61	404519	43.35	370689	55.67	635	3.09
其　他	48	751	2.22	4112	0.44	3360	0.44	0	0
合　计	5660	33843	100.00	933224	100.00	665914	100.00	20558	100.00

资料来源：陈永青、蔡立群：《山西省煤工尘肺发病状况的调查》，《中国卫生监督杂志》2002 年第 4 期。

2010 年 4 月 28 日，卫生部公布的《2009 年全国职业病报告情况》表明，职业病已经成为严峻的公共卫生问题，全国涉及有毒、有害品的企业超过 1600 万家，接触职业病危害因素的人数超过 2 亿。有专家估计，单是尘肺病的实际发生人数可能已经超过 100 万。因此，我国到底有多少职业病人是一个未知数，权威的统计数据与实际情况相去甚远。这使得绝大多数的职业病患者根本得不到相应的治疗。

二　农民工是职业病的主要受害者

为什么工人越来越多，职业病实际发病人数越来越多，而统计发病人数却变化不大呢？这实际上是我们城乡二元社会的又一反映，它凸显了我们职业健康领域的重大体制问题，反映了农民工职业病权益严重不足的现实。

新中国成立以后，国家通过各项社会制度逐渐建立了城乡分治的格局。城乡居民适用于不同的社会体制，通过户籍制度，把城乡居民分为城镇户籍和农村户籍，城镇户籍者一般工作生活在城镇，农村户籍者一般劳动和生活在农村，严禁流动。不同户籍的人在劳动用工、社会服务、社会保障等方面适用于不同的社会体制，差别很大。然而，1978 年改革开放以后，随着市场经济的发展，农村居民冲破了户籍和供给制的严格限制，逐渐开始到城市里、到非农领域务工经商，在城市里居住。

经过二三十年的人口流动，我国城市就业人口的户籍性质发生很大变化，我国工人阶级队伍的成员逐渐发生了变化。改革开放以前的工人是国家工人，是工厂的主人，在身份意义上是国家财政需要管的"公家人"。他们端的是"铁饭碗"，享受着良好的劳动保障和社会福利。改革开放以后，工人的"铁饭碗"被砸碎了，很多工人失业了、下岗了，有的则辞职下海了，特别是 1997进行的"减员增效"改革，最后就变成了"换员增效"，很多国有企业大量辞退国有正式工人，削减福利和工资，雇佣农民工，通过降低人力成本提高效益。

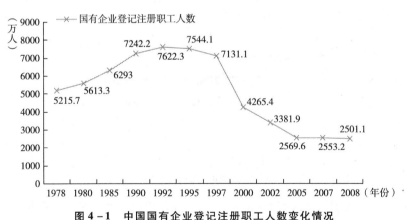

图 4 - 1　中国国有企业登记注册职工人数变化情况

资料来源：历年《中国统计年鉴》。

改革使国有企业用工减少，正式雇佣员工更少，合同工、临时工、劳务派遣工逐渐成为企业用工的主要形式。如图 4 - 1 所示，我国国有企业职工人数从 1997 年的 7000 多万人锐减到现在的 2500 万左右。但从二、三产业看，其雇佣人数在逐年增加，大量的农民不断往二、三产业转移，根据最新的数据，现在我国进城农民工达 2.41 亿人。

这一改革带来的一个后果就是"正式工看，农民工干"，少数没有下岗的工人则成了工厂的管理者，是"工人贵族"，农民工则逐渐成为我国产业工人的主体。在国有企业中，正式工、合同工、临时工这三类工人的地位差别非常大，而在非国有企业中，农民工就是临时工。在利润的趋势下，农民工的职业防护就更差了，有人对不同类型单位和不同身份的员工权利作了一个划分，很能说明用工市场的身份分化（见图 4 - 2）。

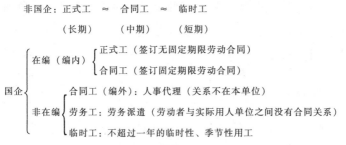

**图 4 - 2 当前不同性质企业的用工形式以及不同
就业形式与单位的关系模式**

资料来源：http://hi.baidu.com/hellojasonwong/blog/item/bbcb8c2310312ba84723
e803.html。

一线岗位，特别是那些又脏又累的岗位，基本上是临时雇用的农民工在干。如根据上述山西煤炭行业的数据，在国家统配的煤矿中，城市合同工、农民合同工和临时工加起来有 14000 多人，而接尘工人 13800 多人，可以肯定，接尘工人中绝大部分肯定都是合同工和临时工。这个数据还是截止到 1997 年的数据，现在的合同工、临时工只会更多。现在我国工人队伍已经基本是农民工了。这些农民工中能够与单位签订正式劳动用工合同的只是少数（见表 4 - 3）。

表4-3 煤炭企业职工类别及构成

企业性质	抽查企业个数及百分比（家,%）	正式职工（人）	城市合同工（人）	农民合同工（人）	临时工人（人）	离退休工人（人）
国家统配	11（22.92）	38948	11643	1531	1565	4466
地方国有	77（29.50）	33667	20736	18502	21175	8935
二　　轻	13（7.22）	317	123	487	689	334
乡　　镇	294（5.74）	0	0	5399	13482	48
其　　他	5（10.42）	202	166	271	444	223
合　　计	400（7.07）	73134	32668	26190	37355	14006

　　资料来源：陈永青、蔡立群：《山西省煤工尘肺发病状况的调查》，《中国卫生监督杂志》2002年第4期。

　　工人队伍逐渐由原来的国家正式工人转变为农民工，但是，我国职业病防治却没有有效地把这些真正的工人包括在内。目前，在制造业、采掘业和建筑业以及其他各类生产企业中，一线工人都已经以农民工为主了。这样一个数量庞大的群体，在权利上却是一个最大的弱势群体。他们工作辛苦，工作条件差，经常被拖欠工资，受到各种职业伤害甚至其他人身伤害。他们很多人在工作中接触各种有毒有害物质，但是却因为劳动合同不健全等，不符合我国职业防治法的相关规定，在得了职业病以后而被排斥在职业病防治之外。

　　1998年以来，我国经济高速增长，虽然统计上职业病发病率的增长并不快，但是实际上涉及职业病维权的事件却呈不断上升之势，患职业病的农民工集体或者个体维权的案例越来越多，这从一个侧面反映了农民工职业病的严重性。目前，我国职业病危害有以下几个特点。

　　一是农民工是职业病的主要危害群体。这是由我国工人队伍的性质决定的。在可能接触有毒有害环境的岗位上，都是没有任何劳动保障权利的农民工，他们没有合同，没有讨价还价的资格和权利。

二是职业病危害由城市向农村转移。职业病是工业化的产物，主要发生在工业社会和城市社会，但是，在我国特殊的农民工体制下，职业病患者和职业病负担却不断由城市转移到农村，农民是职业病的最大受害者和承担者。农民工进城务工经商，但他们转移到城市的仅仅是劳动力，他们的社会身份还是农民，一旦他们患病了，就要回到农村去，所以，农村是很多职业病患者的归属地。

三是职业病的代价更多地由家庭和个人承担。农民工没有工人身份，没有劳动合同，也没有现代工业社会的社会保险来分担他们的职业风险，所以一旦患了职业病，所有的伤害和负担都是由其家庭和个人来承担的。

四是职业病患者的合法权利得不到法律保护。卫生部 2002 年 5 月 1 日颁布实施的《职业病诊断与鉴定管理办法》规定，申请职业病诊断时应当提供职业史、既往史，职业健康监护档案复印件，职业健康检查结果，工作场所历年职业病危害因素检测、评价资料，诊断机构要求提供的其他必需的有关材料。在单位强势、农民工弱势的情况下，如果单位不想承担职业病负担，不承认双方的劳动关系，那么农民工连进行职业病诊断的机会也没有了。所以，农民工患了职业病根本无法维护自己的合法权益。

三　国家的职业病防治和诊疗力量严重不足

在计划经济时代，国家是非常重视职业病防治的。新中国成立以后，我们国家开始了大规模的工业化建设。根据《北京卫生史料》① 显示：1956 年 5 月 25 日，国务院全体会议第二十九次会议上通过了《关于防止厂矿企业中矽尘危害的决定》（56）国议习字 39 号文件。决定指示"厂矿企业的车间或者工作地点每立方米所含游离二氧化矽 10% 以上的粉尘，在 1956 年内基本上应到降低到 2 毫克，在 1957 年内必须降低到 2 毫克以下。"对接触硅尘工人进行定期健康检查，对患硅肺病的应予以治疗、调动工作或疗养。

1957 年 2 月 28 日，卫生部颁布了《关于试行〈职业病范围和职业病患者处理办法的规定〉的通知》，首次提出了职业病的范围及职业病患者处理办法，公布了 14 种职业病名单和致病的职业毒害、工作环境及患该种职业病的主要工种。之后，国家又出台了一系列有关职业病防治和监督监理的文件法规。1978 年 11 月 22 日，国务院同意并批转了卫生部《关于加强工业卫生工作的请示报告》，并指出："搞好工业卫生，保护环境，保护工人的健康与安全，对促进工业生产、实现四个现代化，具有十分重要的意义。"

改革开放以前，国家在职业病防治方面做出了很大的努力。随着国家工业化的推进，劳动卫生、职业病防治的队伍不断壮大。1953 年 10 月，北京市卫生防疫站建立。当时在卫生科内设工业卫生组，两个城区在卫生科内有专人抓劳动卫生工作。全市劳动卫生工作人员 8 人（其中大专毕业 4 人）。20 世纪 50 年代末 60 年代初，北京率先在朝阳医院设立了职业病科。1977 北京市就建立了职业病报告制度，并多次对县以上企业进行职业病普查。②

---

① 张殿余：《北京卫生史科》，北京科学技术出版社，1993，第 240 ~ 244 页。
② 张殿余：《北京卫生史料》，北京科学技术出版社，1993，第 249 ~ 250 页。

在 20 世纪 50 年代到 80 年代初期，我国出版了大量有关职业病防治的研究资料和宣传资料。但是，大约在 1985 年以后，我国出版的有关职业病防治的书籍就逐渐变少，一直到现在都少得可怜，与我国庞大的出版市场非常不相称，也与我国世界工业生产大国和庞大的工人队伍不相称。不仅如此，在我国工业化迅速推进，已经进入工业化中期的同时，我国的职业病防治工作与改革开放以前相比却大大滞后甚至退步了。

（一）职业卫生监督难以保护大多数农民工的职业健康权益

我国职业病防治非常薄弱，监督不严，惩罚不力，以有害作业厂矿的劳动卫生监督来说，相关部门对大量的有害作业厂矿缺乏检查，即使检查出问题，惩罚力度也小，难以有效威慑和杜绝违反安全生产规定的情况。表 4－4 是我国职业卫生监督检查的情况，在众多的有害生产企业中，相关部门能够直接进行监督检查的只是一部分，而在检查的这部分企业中，企业职业病预防的合格率也是非常低的，但是那些不合格企业被惩罚的力度却非常小，在 2003 年惩罚率只有 2.47%，在 2009 年，其统计口径虽然不一致，但是也可以看出，职业健康实际检查人数占应检人数的比例不到 60%，在统计中仍有一大部分工人没有机会接受健康检查。统计口径内职工总数是 3500 万，这个数字也很难说服人。我国是一个生产大国，在生产一线的职工总数远远不止于 3500 万人。在 2 亿多从农村转移出来的劳动力中，有一大部分进入了第一产业，他们是接触有毒有害物质的主要群体，但是从国家的统计口径看，这部分人绝大部分应该没有被包括进去。他们根本就不在政府的职业卫生监管范围内，所以，职业健康的监督并不能保障他们的职业健康权益。

表4-4 职业卫生监督情况

2003 年有害作业厂矿劳动卫生监督情况			2009 职业卫生被监督情况			
经常性卫生监督		预防性卫生监督				
应监督厂矿数（家）	240954	应监督厂矿数（家）	6953	机构数（个）	241112	职业卫生监督处罚案件数（件）	6785
实监督厂矿数（家）	117526	实监督厂矿数（家）	4616	职工总数（人）	35149574	结案数（件）	6449
实监督率（%）	48.78	实监督率（%）	66.39	职业病危害因素接触总人数（人）	12192032	处罚决定	—
合格厂矿数（家）	69779	竣工验收项目数（个）	1577	职业健康应检人数（人）	10812622	责令限期改正	3349
合格率（%）	59.37	竣工验收项目率（%）	34.16	职业健康实检人数（人）	6461775	警告	5179
总处罚厂矿数（家）	2899	合格项目数（个）	1467	检出疑似职业病（人）	33164	罚款	1106
总处罚率（%）	2.47	合格项目率（%）	93.02	检出职业禁忌或健康损害（人）	77979	罚款金额（万元）	1550

资料来源：分别来自2004年和2010年的《中国卫生统计年鉴》。

以上统计资料显示，2009年检查出的疑似职业病33164例，那么实际的数字一定要大大超过这个数字。但是在公众视野中，这个群体更小，如新华网报道，卫生部统计显示，2010 年我国确诊职业病 27240 例，比上年增加 50.3%。[①] 为什么职业病统计出现这么大的差别。这其实包含了对农民工的深刻歧视。职业病统计不包含那些口径以外的企业和个人，那些患了职业病的农民工，因为责任认定不清楚而不予职业病认定，这是引发很多社会矛盾的问题，也是引发"开胸验肺"的原因。所以，中国人民大学劳动关系研究所所长常凯教授认为，应将职业病医学诊断与责任认定区分开来，职业病诊断机构不应承担责任认定的职责。[②] 患了职业病是医学问题，谁应该承担职业病的责任是法律问题和社会问题，把两者混为一谈是一种不负责任的态度。

（二）职业病诊疗力量在萎缩，国家在农民工的职业病防治领域严重缺位

我国职业病防治力量变化的一个最大特点是职业病医生数量不断下降的趋势与国有企业工人不断减少的趋势是一致的。在长期的二元经济社会结构分割下，农民工虽然进城了，但是仍然属于体制外人员，不能享受国家福利。过去的职业病防治工作是以国有企业工人为对象的，国有企业工人减少了，这项工作也削弱了。所以，随着国有企业工人的减少，我国职业病医师也在大幅度减少。农民工虽然成为我国工人队伍的主体，但是他们长期以来并不属于公立的职业病防治机构的保护对象。在我国职业病发病不断增加的情况下，我国职业病防治力量却在缓慢萎缩。

---

① 《法律专家热议〈职业病防治法〉"大修"》，http：//edu. sina. com. cn/j/2011 – 05 – 27/1447202823. shtml。
② 《法律专家热议〈职业病防治法〉"大修"》，http：//edu. sina. com. cn/j/2011 – 05 – 27/1447202823. shtml。

改革开放以来，我国职业病医师人数大幅度减少。根据《中国卫生年鉴》统计数据显示，1978 年我国职业病的西医医师人数是 1598 人，到 1996 年增长到 7948 人，占全国医师人数的比例从 0.4% 上升到 0.7%，这一时期也是我国国有企业职工人数最多的时候。1997 年国有企业大幅度减员增效，国有企业人数下降，国家职业病医师人数也随之下降。2002 年，我国职业病医师只有 1467 人了，其比例下降到了 0.1%。2009 年职业病医生占比仍在继续这种下降的趋势，其中职业病医师保持了 0.1% 的水平，但是职业病执业助理医师的比例却进一步下降到了 0.1% 以下。从医生在不同科室的分布情况看，职业病科的医生数量下降幅度更大，2005 年，职业病科的执业医师（助理医师）是 0.3%，2009 年，这一比例下降到了 0.1%，特别是执业助理医师下降幅度更大，从 2005 年的 2% 下降到 2009 年的 1% 以下。[①] 职业病医生数量不断下降与我国职业病发病越来越多的趋势很不相称，也与产业工人大国的状况不适应。

职业病的床位数也变化不大。1978 年为 10234 张，到了 2009 年为 11667 张，与我国医疗事业发展趋势相比，也相对地下降了（见表 4-5）。

表 4-5 改革开放以来我国的职业病诊疗力量的变化

单位：个，人，%

年份 类别	1978	1985	1990	2000	2002	2005	2009
职业病科床位	10234	8946	10781	10236	—		11667
执业医师人数	1598	2880	5387	7948	1467	—	—
执业医师比例	0.4	0.5	0.5	0.7	0.1	0.1	0.1

资料来源：历年《中国卫生统计年鉴》。

---

① 数据皆来自《中国卫生统计年鉴》，但是由于历年统计项目有变化，所以整理的数据不全。

由于我国的医生以公立医院医生为主，职业病医生的大幅度下降说明了国家在工人职业病诊疗方面的严重缺位。虽然这两年国家对职业病有所重视，但是职业病执业医师的大幅度下降的趋势并没有改变。这说明国家对职业病的防治工作还远远没有重视，工人的职业健康权益还远远没有得到保障。

国家职业病防治力量的弱化与职业病频发的现实非常不相称，因此大量加强职业病防治力量是非常必要的。对于职业病，防大于治，加强职业卫生和职业防护，预防职业病是关键。但是，加强预防涉及劳资双方的关系以及相关部门的责任定位，这实际上涉及农民工这一群体的身份地位和职业权利等多方面的问题。在资强劳弱的情况下，靠工人自身的力量非常不够，所以国家在农民工职业病预防上必须加大监管力度，通过各种监管措施，不断改善工人的劳动条件，赋予工人一定的谈判权。更重要的是，要把农民工切实纳入职业病防治的体系中来。如何保障已经患了职业病的农民工获得必要的治疗是最紧迫、最容易引发社会矛盾的问题。

四 职业病防治：如何惠及农民工？

（一）农民工：挣了几文钱，落了一身病

农民工离开土地，进入各类企业。为了改变贫困的处境，他们不怕脏、不怕累。在打工致富的强烈动机下，为我国的工业化和城市化作出了巨大的贡献。但是，由于知识的贫乏，他们并不知道各种职业的危害，他们不知道什么职业病，也没有想到自己的健康会被工作吞噬，一旦发现患了职业病，往往已经非常严重了。

1992 年 2 月，年仅 20 岁的李永祥从四川老家来到北京房山找了份采煤的工作，因为技术活干得好，一直都在矿上担任班长。2001 年 2 月，他来到了现在的矿上，平均每天工作 10 个小时，一干就是 8 年。直到 2009 年 3 月，他因为一次事故受伤去医院看病，顺便拍了个片检查自己经常胸闷的毛病，才发现自己患上了尘肺病。他是那个矿被查出尘肺病的第一人。三个一起工作的同乡听说这事后也去检查，都发现了尘肺病，两个二期、一个三期。①

农民工一直以来都是农民身份，他们进入了非农行业，但是并没有进入体制内。过去城市社会的一系列有关职业病防治的制度、政策和措施难以适应他们的状况，如职业病的认定需要有用工合同来证明其职业经历和职业伤害，但是，大量的农民工都属于非正规就业，没有与企业签订劳动合同，一旦发生职业伤害，职业病也难以认定。

虽然国家对于劳动条件和安全生产有规定，但是，私营、个体企业为了压低生产成本而不愿意在劳动保护方面投入经费。工人通常在没有任何防护的条件下工作，患职业病的概率人为增加了。而且，由于农民工缺乏职业病的相关知识，他们很多人并不知道职业病的危害，所以他们根本没有劳动保护的意识，没有职业病的概念，更没有争取劳动条件的意识。

李永祥说，从 1992 年他在房山采煤，防护措施除了安全帽，还有一种简单的防尘口罩是在巨石钻孔时用的，每周只需要更换一次里面的防尘纸，纸很薄，一般要放七八张，领口罩

---

① 《采煤不戴防尘口罩成小煤矿"习惯"》，法制网（北京），http://news.163.com/10/0426/07/656AM9S800014AEE.html，最后访问日期：2010 年 4 月 26 日。

和纸都要记账，材料费从工资里扣，不领的自己不戴，矿上也不管。矿工们只知道在钻孔时必须戴口罩，平时采煤都不戴，他们并不知道其中的危害，矿上也从未要求和提醒。[①]

"挣了几文钱，落了一身病"，这是许多进城务工的农民工的真实写照。

张海超说："我选择这个冒险之举，是拿自己的生命当赌注的。可如果我不这样做，就有可能永远稀里糊涂地成为职业病的牺牲品。"2009 年 7 月 14 日，作为"开胸验肺"的当事人，张海超在接受记者采访时说："那时候每天都要吸入大量的粉尘，可当初我的身体很棒，也不知道什么是尘肺，何况这种病有潜伏期呢！"张海超说，他曾在郑州振东耐磨材料有限公司上班，先后从事过杂工、破碎、开压力机等工种，一干就是三年。直到 2007 年下半年，他开始感到身体不适，主要表现为胸闷、咳嗽，他也没太在意，一直当做感冒来治，但效果不好。

张海超通过"开胸验肺"为自己争得了治疗机会，但是，像张海超这样的工人还有千千万万，他们就没有张海超幸运了。近年来，各地农民工职业病争议不断出现，但是能够得到合理赔偿和及时治疗的却是少数。而造成农民工健康权益无法得到保护的却是现在的职业病管理法规。当前，职业病诊断和鉴定的门槛太高，阻碍了农民工健康权益的维护，甚至在某种程度上起了袒护企业的不良作用。

（二）职业病防治法规难以切实保护劳动者的健康权

我国第一部《职业病防治法》，也即现行的《职业病防治法》

---

① 《采煤不戴防尘口罩成小煤矿"习惯"》，法制网，http：//news．163．com/10/0426/07/656AM9S800014AEE．html。

于 2001 年 10 月 27 日经第九届全国人大常委会通过，于 2002 年 5 月 1 日起实施。虽然，该法标志着我国职业病防治工作、职业病人保障正式全面纳入法治轨道。但是，该法实施以来的实际效果却饱受诟病。

对于该法，笔者认为：在立法理念上，该法还是计划经济时代的，远远落后于现实，没有时代感。当时我国农民工已经占了第二产业用工人数的 67%，而且这些劳动用工主要是非公企业雇用，雇用方式大多数是企业临时工，很少签订劳动合同。在这个大背景下，《职业病防治法》不是约束企业、对企业不法用工加强惩罚，而是强调在职业病认定时，劳动者要出具完整的劳动合同等文件，这显然是与现实大大脱节的法律。这部法律的前提假设是企业愿意保护职工的健康，应该也愿意承担相关责任，这种一相情愿的立法假设决定了它对保护工人健康的无用性。但是，实际情况则恰恰相反，劳资利益在一定程度上是一种零和关系。在职业病防治上，企业是没有积极性的，最大限度地获取工人的剩余价值，最大限度地增加企业的利润是企业的本性，至于工人的健康，很多企业并不在意，增加对工人的投入，就意味着利润的减少，从这一点来说，企业和工人在职业病防治上是利益对立的。这部法律还停留在国有企业工人主人翁地位的基础上。

在立法的立场上，该法不是保护劳动者的健康权益，而是保护企业的用工权益。《职业病防治法》的内容滞后在客观上为企业在职业病防治方面的不作为提供了法律上的借口。在计划经济时代，中国的工人是企业的主人，国家和企业对职业病防治都非常重视，但是改革开放以来，我国的工人队伍在日益农民工化，农民工是我国工人队伍的主体，但是这一群体的身份地位却仍然是农民，他们在企业工作时，很多都是临时的，不签劳动合同，其劳动权利常常得不到保障，拖欠工资、职业伤害等是非常普遍的现象。企业作为雇佣方，它们的目标是盈利，维护工人健康的动机并不强。农民工就业的临时性、流动性和非正规性决定了他们与计划经济时代的工人在企业的地位有根本的区别。但是，我国的《职业病防治法》、《职业病诊断和鉴定管理办法》等法规在制定时依然沿袭了计划经济时代的思维模式，这些法规对农民工的职业病防治来说，不是武器，反而成了障碍。

我国劳动力市场在当时一直是买方市场，初级劳动力市场供大于求，企业在用工方面有绝对优势。在这种背景下，农民工是没有谈判权的，工厂恶劣的劳动条件、克扣工资、不签订劳动合同都是非常普遍的事情。以职业诊断难为例，我国《职业病防治法》第四十八条规定："职业病诊断、鉴定需要用人单位提供有关职业卫生和健康监护等资料时，用人单位应当如实提供，劳动者和有关机构也应当提供与职业病诊断、鉴定有关的资料。"该规定未明确用人单位和劳动者提供相关资料的具体义务，在实际执行中变成了诊断和鉴定机构认为该谁提交，就应由谁提交。针对上述规定的模糊性，卫生部于2002年3月28日出台了《职业病诊断与鉴定管理办法》，该办法第十一条规定，"劳动者申请职业病诊断时"，"用人单位和有关机构应当按照诊断机构的要求，如实提供必要的资料"，应当提供的资料如下："（一）职业史、既往史；（二）职业健康监护档案复印件；（三）职业健康检查结果；（四）工作场所历年职业病危害因素检测、评价资料；（五）诊断机构要求提供的其他必需的有关材料。"此外，在实际执行过程中，劳动者还应当提供劳动关系证明。

这种职业病认定条件和程序无疑把劳动者拒之门外，为企业在职业病方面推卸责任提供了法律保护。有关职业病的法规规定要企业提供职业病鉴定所需要的各种材料，等于让人损害自己的利益，维护工人的权益，这是不可能的。诊断难让患了职业病的农民工无法诊断，无法维护自己的正当权益。河南农民张海超的"开胸验肺"是对这一法规的极大反讽。

在具体法律规定上，则缺乏实际的可操作性。该法及以后的相关法规对职业病的监管机构规定不明晰，劳动部门、卫生部门、安监部门都是职业病的监管机构，但"九龙治水水不治"，多头管理，变成了无管理。2010年两会上有政协委员将《职业病防治法》实施以来存在的问题归结为"五难"，即职业病诊断难、鉴定难、监管难、劳动者维权难、追究责任难，以至于这部法律出台以后，它所调整的法律关系不是更明晰了，而是更混乱了。

从2009年下半年开始，我国就开始《职业病防治法》的修订工作。由卫生部负责起草的《职业病防治法（修正案）草案》于2011年初提交国务院法制办，2011年6月上旬提请全国人大常委会审议。目前，全国人大常委会、全国人大法律委员会已经对《职业病防治法（修正案）草案》进行了多次审议，《职业病防治法（修正案）草案》已经进入最后修改阶段，《职业病防治法》修订版有望在年内正式颁发。

我们期待新的《职业病防治法》能够"认识到资强劳弱"的现实，立足于农民工工作流动性大、非正规就业多的特点，从保护劳动者的角度出发，加强对劳动环境的监管，从源头上控制引发职业病的环境和条件；对于职业病患者，简化职业病诊断的手续，降低职业病鉴定的门槛，加强对职业病患者的救助。使职业病防治、职业病诊断和鉴定能够以患者为本，让那些患了职业病的人不要再采取"开胸验肺"等极端的方式来证明自己有病，让职业病诊断回归医疗本身，让职业病防治和诊断成为约束企业行为的"紧箍咒"，而不是压榨工人健康的"护身符"。

第二编

新型农村合作医疗：
能否守护农民的健康

新型农村合作医疗制度的建立是农村社会保障制度的一个新起点，它使得公共财政的阳光第一次普照全体农民，为农民的医疗保障建立了比较完善的制度平台，这是一个巨大的进步。这一制度在很大程度上缓解了农民看病贵的问题，获得了广大农民的欢迎，其建立对促进农民的健康和增强农民的社会安全感影响深远。从统筹城乡经济社会发展和城乡基本公共服务均等化的目标来看，该制度的实施对农民一般疾病可及性和大病可及性都有不同程度的提高，但其公平可及性还很不够。

第五章　看病难、看病贵与新型
农村合作医疗制度的建立

一　新型农村合作医疗制度建立的背景

新中国成立以后，我国医疗卫生事业取得了巨大的成绩。我国用世界上 1% 的卫生经费，解决了世界上 22% 人口的医疗问题。新中国成立初期，我国人均预期寿命是 35 岁，到改革开放初期，人均预期寿命达到了 50 多岁。这一成绩的取得是与当时农村医疗卫生事业的大发展分不开的。但是，改革开放以来，我国的卫生事业发展滞后，卫生公平性下降，特别是随着农村集体经济式微，农村医疗卫生受到了很大影响。农村医疗卫生事业下滑，农民看病难、看病贵问题非常突出。1979 年以来，中国的经济规模增加了 11 倍，人们的生活水平也大幅度提高，但是人们所享受的医疗服务质量却并没有同步提高，特别是农民的医疗负担越来越沉重，因病致贫现象突出，在东部地区，50% 的贫困户是疾病造成的。[①]

---

① 韩俊、罗丹、赵卫华：《当前农村医疗卫生服务状况调查与分析》，《改革》2005 年第 1 期。

（一）卫生资源城乡配置不平衡，卫生公平性下降

改革开放以前，我国在医疗方面的费用只相当于 GDP 的 3%，远低于世界平均水平，但是在医疗资源的分配方面却比其他国家公平得多，而且中国人的健康状况也远好于同时代的印度。到了 2002 年，我国卫生总费用已经达到了 GDP 的 5.42%，超过了世界平均水平，但是医疗费用的大幅度上涨却并没有带来城乡居民卫生保健水平的必然提高，特别是我国的农村卫生事业，改革开放以来发展非常缓慢，有些地方甚至是倒退的。2000 年世界卫生组织对 191 个成员国卫生公平性的评价中，我国的卫生公平性排第 188 位，倒数第四。国家对农村和农民的卫生投入严重不足是出现这一现象的关键。

我国卫生需求和卫生资源配置非常不平衡，卫生需求是一个正三角模式，而卫生投入则是一个倒三角模式，占人口最多的农民获得的卫生资源极其有限。20 世纪 90 年代以来，中国各级财政实行"分灶吃饭"，卫生资源配置主要集中在城市，农村卫生费用连年下降，1990～2002 年从 37% 下降到 25%，一年下降一个百分点（见表 5-1），70% 左右的农民只占有 25% 左右的卫生费用。很多县乡财政困难，对卫生事业的投入严重不足。一段时间以来，县以下卫生机构只有 1/3 能够维持正常运转，另有 1/3 甚至瘫痪。城乡之间卫生资源配置的差距越拉越大。

表 5-1　城乡卫生费用占用情况

单位：亿元，%

年份	卫生总费用	城　市	农　村	农村所占比重
1990	747.39	396.00	279.00	37
1991	893.49	482.60	315.90	35
1992	1096.86	597.30	379.58	35
1993	1377.78	760.30	488.04	35

续表

年份	卫生总费用	城　　市	农　　村	农村所占比重
1994	1761.24	991.50	615.50	35
1995	2155.13	1239.50	351.39	16
1996	2709.42	1494.90	410.89	15
1997	3196.71	1771.40	499.56	16
1998	3678.72	1958.85	617.48	17
1999	4047.50	2220.09	769.74	19
2000	4586.63	2672.13	915.63	20
2001	5025.93	2785.79	1214.52	24
2002	5684.6	3259.09	1425.31	25

资料来源：2003 年《卫生统计年鉴》。

改革开放以后，随着卫生体制的改革，国家在卫生领域的财政投入不足，有限的卫生资源又基本上都投向了城市，对农村的投入严重不足。1991～2000 年，全国新增卫生经费投入中只有14% 投入到农村，而其中89% 又成了人头费，真正专项的农村卫生经费只有1.3%。2000 年农村人均卫生事业费12 元，仅为城市人均卫生事业费的27.6%。城乡人均卫生费用之间的差距越来越大，如图 5－1 所示，城乡居民人均卫生费用的差距从 1990 年的120 元扩大到 2006 年的 886.4 元，扩大了约 6.4 倍。

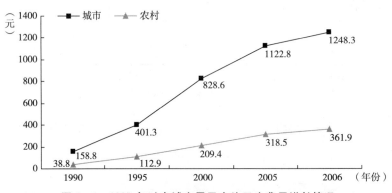

图 5－1　1990 年以来城乡居民人均卫生费用增长情况

资料来源：2007 年《卫生提要》。

卫生资源 70% 以上集中在城市,其中 2/3 又集中在大医院。卫生资源向城市、发达地区和大医院集中,农村卫生资源不足,医疗机构和人员少。2006 年全国卫生机构总数 30.9 万个,全国注册医疗机构 30 万个,其中医院 19246 个、社区卫生服务中心(站)2.3 万个、农村乡镇卫生院 4 万个,乡镇卫生院占卫生机构总数的比重较低,与城市相比差距较大。从地区分布来看,东部地区拥有卫生机构 12.07 万个,中部地区为 8.72 万个,西部地区为 10.11 万个,东部地区高于中、西部地区[①]。2003 年合作医疗实行初期,全国设有 51.5 万个村卫生室,较 1995 年相比减少 28.9 万个;村卫生室的覆盖率也由 1995 年的 88.9% 下降到 2003 年的 77.6%,如表 5-2 所示,根据国家第三次卫生服务调查资料,城乡医疗机构的配置非常悬殊,在城市,80% 以上的居民距离医疗点 1 公里之内,10 分钟之内到达,而在农村,特别是在四类农村地区,这一比例只有 40% 左右。

表 5-2　城乡居民到最近医疗点的距离和时间

单位:%

距离和时间	城乡平均	农　村			
		一类农村	二类农村	三类农村	四类农村
不足 1 公里	81.8	67.6	69.0	57.7	37.9
5 公里以上	0.5	1.6	3.0	4.0	18.0
10 分钟以内	81.6	76.8	74.0	63.1	40.6
30 分钟以上	1.0	1.9	2.9	7.3	24.5

资料来源:卫生部统计信息中心编《中国卫生服务调查研究——第三次国家卫生服务调查分析报告》,中国协和医科大学出版社,2004,第 208 页。

农村预防保健机构、乡镇卫生院数量和床位数量也不同程度减少,农村基层卫生机构不足,公共卫生难以保障,一些地方传

---

① 赵建国、苗莉:《中国医疗卫生支出公平性的实证分析》,《财政研究》2006 年第 8 期。

染病、地方病死灰复燃，农民健康状况在许多方面呈现相对和绝对恶化的趋势。农村婴儿死亡率、孕产妇死亡率、平均期望寿命与城市都有非常大的差距。城乡医疗卫生资源分配不合理，农村卫生事业发展大大滞后，农村缺医少药，农民收入远远低于城镇居民，又基本上没有任何社会保障。城乡经济社会的二元化和城乡医疗市场化、一体化使得农民医疗问题越来越突出，农民看病难、看病贵逐渐成为一个严重的社会问题。

（二）农民看病难、看病贵，因病致贫问题严重

新中国成立以后，我国通过加强农村卫生组织建设、发展农村赤脚医生队伍、完善合作医疗制度、积极开展初级卫生保健，基本解决了广大农村地区缺医少药问题。改革开放初期，全国平均每村乡村医生和卫生员从新中国成立初期的不到1人发展到了2.1人，每千农业人口乡村医生和卫生员数达到了1.79人。但是改革开放以来，随着农村集体经济的解体，在农村集体经济支撑下的农村合作医疗、赤脚医生制度也基本上失去了集体经济的依托。乡村卫生技术人员开始不断减少，到1990年，农村每村乡村医生和卫生员的数量减少到1.64人，每千农业人口乡村医生和卫生员数减少到1.38人，到2003年，每村平均乡村医生和卫生员数进一步下降到1.31人，每千农业人口乡村医生和卫生员数下降到0.98人。农村医疗条件相对甚至绝对地下降了。

改革开放前，我国培育了一批在农村留得住的赤脚医生，后来，专门的乡村医生队伍培育工作基本上停止了，正规医学院校毕业的学生拥有正式国家干部身份，很难下到乡村。改革开放以来很长时间，乡村医生和卫生员的很大一部分仍然是以前的赤脚医生，只有少量拥有经过进修的中专、大专学历，乡村医生的素

质提高很慢。由于缺乏培训经费和吸引高素质人才的条件，农村卫生机构中卫生技术人员学历普遍较低。从学历结构来看，70%多的村医是中专学历，19.2%没有学历。[①] 由于缺乏经济支持，大部分村卫生室（合作医疗站）变成了乡村医生的私人诊所，村级医疗服务基本上都私营化了。私人进入农村医疗服务领域的门槛过低，一些没有行医资格的人也开个体诊所。

农村医药市场也比较混乱，药品质量难以保障，医疗质量难以保障。假药害人、庸医害人的情况也时有发生。根据地方药品监督管理局的资料，农村假药多、劣药多，从非法渠道购进药品和医疗器械的多。[②] 同时，广大农村中农民缺医少药的现象也非常严重。

改革开放以后，农村合作医疗覆盖面也大幅下降，由1980年的68.8%骤降到1983年的20%以下，到1986年坚持合作医疗的行政村下降到5%左右，农村合作医疗跌入最低谷。农民基本上没有医疗保障，90%的农民要自费看病。农民的医疗负担非常沉重。1990～2003年，农民人均纯收入由686.31元增加到2622.24元，人均生活消费从585元增长到1943.30元，人均医疗保健支出则从19.02元增长到115.75元。农民人均纯收入增长2.8倍，人均消费增长了2.3倍，而人均医疗支出却增长了5倍，医疗卫生支出的增长大大快于农民收入和消费的增长。同期卫生部门的统计显示，农民每人次平均门诊费用和住院费用分别由1990年的10.9元和473.3元，增加到2003年的108.2元和3910.7元，增长了8.9倍和7.3倍。

---

① 韩俊、罗丹、赵卫华：《当前农村医疗卫生服务状况调查与分析》，《改革》2005年第2期。

② 陈奇云：《农村药品市场的现状及对策思考》，《上海医药情报研究》2003年第3期。

　　沉重的医疗负担对农民的生活产生了巨大影响。据研究，大病对农户收入的影响将持续 2～3 年，对农户经营支出的影响大概持续 4～5 年，贫困户在受到大病冲击时，要 8 年的时间才能恢复到病前的消费水平，10 年的时间才能恢复大病前的生产经营投入。[①] 受到大病冲击的农户人均纯收入下降 5%～6%，负面影响要持续 15 年。大病影响持续时间如此长久，还可能导致贫困的代际传递。[②] 据第三次国家卫生服务调查数据，农村中因病致（返）贫的农民占贫困户的 30% 以上。

　　"小病撑，大病抗，重病等着见阎王"，"救护车一响，家里一头猪白养"是对农村医疗问题的形象描述。农民看病大多要举债，因为看病欠债在各种农民欠债中占 29.1%。[③] 有的农民甚至因为看不起病而自杀。[④] 根据研究人员在 2003 年对全国 8 个省 48 个行政村 1428 户的抽样调查结果，农民家庭两周患病率在 23.3%，[⑤] 17.5% 应就诊而未就诊，其中未就诊原因中属于经济原因的占了一半以上。贫困农村地区情况更为严重。在患病未就诊和应住院治疗而未住院的农村居民中，分别有 72.6% 和 89.2% 是由于经济困难造成的。农村死亡的 5 岁以下儿童，有 57.3% 死在家中，而其中未接受任何治疗的就占 22.1%。在农村贫困户中，因病致贫、因病返贫的占 21.6%。[⑥]

---

① 姚洋、高梦韬主编《健康、村庄民主和农村发展》，北京大学出版社，2007，第 52～62 页。

② 姚洋、高梦韬主编《健康、村庄民主和农村发展》，北京大学出版社，2007，第 105 页。

③ 周良荣等：《聚焦卫生改革》，中国社会科学出版社，2003。

④ 2006 年 6 月，一对在福州打工的农民工夫妇因为付不起 1859 元医疗费而跳闽江自杀，2007 年 2 月，湖北省公安县一对农村夫妇因为看不起病而双双投长江自杀。

⑤ 姚洋、高梦韬主编《健康、村庄民主和农村发展》，北京大学出版社，2007。

⑥ 李瑞光、方子节：《中国农村卫生事业要有新起点》，《中国农村卫生事业管理》，2005 年 2 月第 25 卷第 2 期。

二 新型农村合作医疗制度的建立

我国传统的合作医疗制度可以追溯到抗战时期陕甘宁边区的医药合作社，新中国成立以后，1955 年是农业合作化的高潮时期，农村正式出现具有互助性质的合作医疗保健制度。当时的山西、河南等地农村出现了由农业生产合作社办的保健站，采取由社员群众出保健费与生产公益金补助相结合的办法，由群众集资办合作医疗，实行看病互助互济。

1956 年，全国人大一届三次会议通过《高级农业生产合作社示范章程》，规定合作社对于因公负伤或因公致病的社员要负责医疗，并且要酌量给以劳动日作为补助，从而首次赋予集体承担农村社会成员疾病医疗的职责。随后，许多地方开始出现以集体经济为基础，以集体与个人相结合、互助互济的集体保健医疗站、合作医疗站或统筹医疗站。1959 年 11 月，卫生部在山西省稷山县召开全国农村卫生工作会议，正式肯定了农村合作医疗制度。1960 年 2 月 2 日，中共中央转发了卫生部《关于全国农村卫生工作会议的报告》及其附件，并要求各地参照执行，从此，合作医疗制度便成为我国政府在农村推行的一项正式的医疗卫生制度。

到 1978 年，我国有"赤脚医生"4777469 人、卫生员1666107 人，农村人口中合作医疗覆盖率达到 90% 以上，农村居民健康状况得到很大改善。"合作医疗"（制度）与农村"保健站"（机构）及数量巨大的"赤脚医生"队伍（人员）一起，成为解决我国广大农村缺医少药的三件法宝，被世界银行和世界卫生组织誉为"发展中国家解决卫生经费的唯一范例"。

传统的合作医疗制度建立在集体经济的基础上，1978年，随着"家庭联产承包责任制"在我国农村全面铺开，家庭成为农村的基本生产单位，很多地方集体经济逐渐解体，农村合作医疗失去了依托，逐渐式微。除了少数经济发达地区还继续保留了农村合作医疗制度以外，全国90%以上的农民陷入了无任何医疗保障的境地。

为了解决广大农民看病难、看病贵问题，2003年1月10日，在《国务院办公厅转发卫生部等部门关于建立新型农村合作医疗制度意见的通知》中，转发了《关于建立新型农村合作医疗制度的意见》，意见指出，根据《中共中央、国务院关于进一步加强农村卫生工作的决定》（中发〔2002〕13号），"新型农村合作医疗制度是由政府组织、引导、支持，农民自愿参加，个人、集体和政府多方筹资，以大病统筹为主的农民医疗互助共济制度。从2003年起，各省、自治区、直辖市至少要选择2~3个县（市）先行试点，取得经验后逐步推开。到2010年，实现在全国建立基本覆盖农村居民的新型农村合作医疗制度的目标，减轻农民因疾病带来的经济负担，提高农民健康水平。"

从2003年起，我国开始在部分农村地区开展新型农村合作医疗制度的试点工作。新型农村合作医疗制度规定了三个基本原则。一是自愿参加，多方筹资。农民以家庭为单位自愿参加新型农村合作医疗，遵守有关规章制度，按时足额缴纳合作医疗经费；乡（镇）、村集体要给予资金扶持；中央和地方各级财政每年要安排一定专项资金予以支持。二是以收定支、保障适度。新型农村合作医疗制度要坚持以收定支、收支平衡的原则，既保证这项制度持续有效运行，又使农民能够享有最基本的医疗服务。三是先行试点，逐步推广。建立新型农村合作医疗制度必须从实际出发，通过试点总结经验，不断完善，稳步发展。要随着农村社会经济的发展和农民收入的增加，逐步提高新型农村合作医疗制度的社会化程度和抗风险能力。

新型农村合作医疗制度实行个人缴费、集体扶持和政府资助相结合的筹资机制。2003 年新型农村合作医疗制度试点的筹资标准是农民以家庭为单位自愿参加新型农村合作医疗，人均年缴纳 10 元钱（农民个人每年的缴费标准不应低于 10 元，经济条件好的地区可相应提高缴费标准）。地方财政每年对参加新型农村合作医疗的农民资助不低于人均 10 元，中央补助 10 元。从 2003 年起，中央财政每年通过专项转移支付对中西部地区除市区以外的参加新型农村合作医疗的农民按人均 10 元安排补助，这就是所谓的"10 + 10 + 10"模式。

新型农村合作医疗制度是在我国传统的合作医疗制度基础上建立起来的，是当前我国解决农民医疗问题的一项重要制度创新。与传统的合作医疗制度相比，新型农村合作医疗制度有几个重要创新。首先是在筹资中体现了政府责任。传统的合作医疗制度只是一种社区互助制度，政府只起了引导作用，而在新型农村合作医疗制度中，财政补助在筹资中占有较大比例。其次是统筹层次高。传统的合作医疗是在社区层次上统筹的，统筹层次低，抗风险的能力差，新型农村合作医疗以县为单位进行统筹，大大提高了统筹层次，有利于发挥社会保险的互助共济作用。最后是管理机构完善。传统的合作医疗只是在社区层面上开展，管理水平低。新型农村合作医疗制度在开展之初就建立了比较完善的管理体系和管理制度。新型农村合作医疗的资金筹集、资金运行、资金监管方面都有比较完善的体制，确保了合作医疗的资金安全和管理高效。

新型农村合作医疗制度自 2003 年试点以来，发展迅速。2006

年卫生部等 7 部委局联合下发《关于加快推进新型农村合作医疗试点工作的通知》（卫农卫发〔2006〕13 号），要求各省（自治区、直辖市）要在认真总结试点经验的基础上，加大工作力度，完善相关政策，扩大新型农村合作医疗试点。2006 年，全国试点县（市、区）数量达到全国县（市、区）总数的 40% 左右，2007 年扩大到 60% 左右，2008 年在全国推行，2010 年新型农村合作医疗制度将基本覆盖农村居民。

新型农村合作医疗制度实行以来，国家连续调整筹资标准和补助标准。2006 年，全国新型农村合作医疗达到年人均筹资 50元的标准，即中央和地方政府各补助 20 元，农民缴纳 10 元。一些经济发达地区的筹资水平更高，如广东一些地方已经实行了城乡一体化的医疗保障制度，北京各区县的筹资水平也普遍高于全国。2008 年，新农合的筹资水平进一步提高，各级财政补贴已经达到了人均 80 元，农民的缴费水平提高到 20 元，人均筹资额达到 100 元。

卫生部公布的数据显示，截至 2008 年 3 月底，全国参加新型农村合作医疗的人口已达 8.04 亿，参合率为 91.05%。全国开展新农合的县（市、区）共有 2679 个，占应开展（有农业人口）县（市、区）数的 98.17%，占全国总县（市、区）数的93.57%。截至 2008 年 6 月底，全国 31 个省（自治区、直辖市）已全部实现了全面覆盖，"提前完成了预定的今年实现全覆盖的工作目标。"东部地区的北京、天津、辽宁、上海、江苏、浙江、福建和广东及中西部地区的安徽、重庆、青海和新疆等 12 个省（自治区、直辖市）今年的人均筹资水平已达到或超过 100 元，未达到 100 元的省（自治区、直辖市）都已作出计划，将在 2009年至少提高到 100 元。

三 新型农村合作医疗的研究状况及本研究关注的问题

新型农村合作医疗制度建立以来，受到广大农民的好评，大大减轻了农民的医疗负担，缓解了农民看病难、看病贵的问题，但是作为一项新制度，新型农村合作医疗制度还处在不断完善和发展的过程中。目前，该制度发展很快，发展中也出现了很多亟待解决和研究的问题。对于如何进一步完善该制度，学术界和政策界进行了众多的调查和研究，提出了完善制度的政策建议，形成了一个欣欣向荣的研究领域。

（一）新型农村合作医疗的研究状况

改革开放以后，随着传统的农村合作医疗制度的衰落，广大农民没有任何医疗保障，看病难、看病贵问题逐渐突出。1990 年以来，虽然政府一直试图重建合作医疗，但是效果并不明显。2003 年 1 月，我国政府再次提出建立"新型农村合作医疗"，并提出到 2010 年在全国普及的目标。新型农村合作医疗制度开始在一些地方试点，并迅速在全国推广开来。从目前来看，新型农村合作医疗制度实施以来，对该制度的研究经历了几个研究热点的转换。

2003 年以前，计划经济时期的农村合作医疗制度衰落，各地也出现了一些新的探索，这一时期的研究主要集中对过去的合作医疗的经验教训总结以及对于当前重新建立合作医疗制度的可能性进行讨论，如王红漫等人从合作医疗发展的大环境、卫生需求方、卫生提供方等方面分析了传统的合作医疗不能发展的原因。[①]

---

① 王红漫、高红、周海沙：《我国农村卫生保障制度政策研究——合作医疗成败原因分析》，《中国卫生经济》2002 年第 9 期。

林闽钢从公共政策的角度分析了传统民办公助的合作医疗在改革开放中衰落的原因，即"民办资金断流，公助结构软化，导致制度安排不当"，提出"国家应把农村合作医疗明确纳入到社会保障体系中去"，要"建立政府、集体、个人共同投入农村合作医疗的筹资机制"等政策建议。① 也有一些研究对各地合作医疗运作进行了深入探讨，如刘远立通过对10个贫困县进行合作医疗的研究，分析了合作医疗实施的环境约束、需求方和供给方状况，分析了政府失灵和市场失灵对农村合作医疗的不利因素，并提出了一些颇有应用价值的政策建议。② 林闽钢基于农村合作医疗制度在苏南发展情况的调查资料，对当地的合作医疗模式进行了总结，分析了苏南农村合作医疗制度在发展过程中遇到的困难和挑战，提出了有针对性的政策建议。③ 这些研究为新型农村合作医疗制度的建立进行了必要理论探讨和经验总结。

2003年新型农村医疗制度试点以后，新型合作医疗制度的实施效果和制度模式的有效性成为学术界关注的焦点。2003～2005年，对新型农村合作医疗制度设计的探讨成为这一时期关注的重点。一类是相对宏观和综合性的分析，如从嵌入性角度对新中国成立以来合作医疗的成败得失进行分析，并指出了新型合作医疗制度设计中存在的一些问题，④ 对新农合制度环境的分析，⑤ 对新

----

① 林闽钢：《中国农村合作医疗制度的公共政策分析》，《江海学刊》2002年第3期。

② 胡善联：《中国农村贫困地区合作医疗实施中政府失灵和市场失灵的表现》，《中国卫生经济》2002年第1期。

③ 林闽钢：《苏南农村合作医疗制度发展面临的挑战和选择》，《中国农村观察》2001年第1期。

④ 顾昕、方黎明：《自愿性与强制性之间——中国农村合作医疗的制度嵌入性与可持续性发展分析》，《社会学研究》2004年第5期。

⑤ 李华：《我国农村合作医疗变迁的制度环境分析》，《学习与探索》2005年第6期。

型农村合作医疗制度相关因素的分析,^① 相对于传统的合作医疗制度新制度的特点分析等。一类是对制度设计及其运行效果的探讨,对筹资模式、补偿方案、管理模式、新农合在各地的运行状况及制度存在问题等方面的分析,如胡善联对新型农村合作医疗制度筹资模式的分析,^② 项莉等对新型农村合作医疗纳入县医保管理中心模式的研究,^③ 高梦滔等从需求角度对合作医疗制度运行效果的分析。这一时期也有研究对新型农村合作医疗制度进行了更加深入的探讨,如对合作医疗资金筹集的探讨,合作医疗费用控制的探讨,吴妮娜等人对新型农村合作医疗实施前后定点医疗机构住院费用的变化的比较分析,^④ 其他还有对农民参与意向的分析,对新型农村合作医疗制度减贫效果的分析等。^⑤ 但是这些较为深入的研究相对还比较少。

2006 年以来,对新型农村合作医疗制度的研究逐渐深入,制度的可持续发展成为研究关注的重点。宏观视角的研究更加关注制度的合法性、新型农村合作医疗对医疗机会均等化的影响以及制度的可持续发展问题。微观视角的研究越来越多,越来越深入,关注的问题也更加广泛。除了对农民参与意愿的研究,筹资模式、补偿模式和补偿方法、农民受益情况、农村医疗服务体系建设对合作医疗制度的影响等议题继续深入以外,关于新型农村

---

① 张朝阳:《新型农村合作医疗制度相关因素分析》,《中国卫生经济》2004 年第 8 期。

② 胡善联:《全国新型农村合作医疗制度的筹资运行状况》,《中国卫生经济》2004 年第 9 期。

③ 项莉、周小园、刘永华:《新型农村合作医疗纳入县医保管理中心模式分析》,《中国卫生经济》2005 年第 12 期。

④ 吴妮娜等:《新型农村合作医疗实施前后定点医疗机构住院费用的比较分析》,《中国卫生经济》2005 年第 12 期。

⑤ 陈迎春等:《新型农村合作医疗减缓"因病致贫"效果测量》,《中国卫生经济》2005 年第 12 期。

医疗制度绩效的综合评价也成为一个重要的研究方面。

新型农村合作医疗实施以后，出现了一些对该制度绩效的评价研究。从这些评价研究来看，一般是沿用了较经典的社会项目评估方法。Donabedian 把评价分为结构评价（structure）、过程评价（process）和结果评价（outcome）三类。这种方法几乎可用于任何项目评价或服务评价的分类，有很强的可操作性。因此，长期以来，他的分类被同行认可的程度最高，被引用得最多，尤其在卫生服务项目评价领域。从医疗审计、医疗评价、医疗质量的控制和管理、质量保证，到持续性质量提高等评价，大多应用"结构、过程、结果评价"这一模式。

"结构、过程、结果评价"方法被用于对新型农村合作医疗制度的评价，如有的研究借鉴该研究的评估体系进行改良，从结构、过程、结果和影响方面设置了一系列新型合作医疗制度评价指标体系。这种评价从新型农村合作医疗制度的组织结构、医疗服务提供者的结构、参保人员的结构等方面建立结构评价指标，从资金筹集、宣传、检查过程、医疗过程和报销过程建立过程指标体系，从经济效益和社会效益建立结果指标，还建立了制度影响的评价指标，指标设置可以说非常全面，但是在具体指标的选择上更偏重于客观性指标，如对于报销过程，指标设置是"及时得到报销费用占总应报销人数之比"，更偏重于政府管理评价指标，没有农民视角。[①] 有的研究（杜进林等）也是建立结构、过程、结果评价体系，用层次分析法和改进的德尔菲法建立指标体系。具体就是通过文献研究初步筛选和拟定评价指标，通过专家评价的方法对拟定的合作医疗评价指标体

---

① 李颖琰等：《农村合作医疗评价指标体系初探》，《中国卫生经济》2004 年第3 期。

系进行筛选，然后确定指标体系和权重，并收集相关资料进行评价，建立以常规报表数据为主要依据的评价指标体系，评价新型农村合作医疗缓解农民因病致贫和降低大病经济风险的政策目标。

还有的学者从可行性和效果两方面进行评价。评价指标体系由新型农村合作医疗可行性评价和效果评价两部分构成，每部分自成体系。这一评价在查阅文献的基础上设计调查问卷，采取点面结合、信函调查与现场调查、定量调查和定型访谈相结合的方法确定调查问卷和评价指标。① 该评价具有较强的现实性，但是评价指标仍然以官方数据资料为主，可以说也是政府视角的评价体系。有的学者倡导在评价中纳入农民的视角，提出"农民是社会政策的评估者"，指出从根本上讲，农民满意不满意、农民高兴不高兴、农民答应不答应是判断新型农村合作医疗政策是否成功、是否有效的标准。强调农民作为相关利益者，无论如何都应享有评估新型农村合作医疗制度的权利，作为政策评估者之一的地位是不容忽视的。②

对新型农村合作医疗制度评估研究最有影响的是由国务院合作医疗评估组所作的评估研究报告，该报告由北京大学、卫生部卫生经济研究所和中国社会科学院三家权威研究机构在大量的调查研究基础上共同完成，分别从制度的设计、供方和需方对新型农村合组医疗制度进行了全面的评估分析，为我国新型农村合作医疗制度的完善和推广提供了科学决策的依据。

---

① 王晓锋、黄兴黎、杨铨：《云南新型农村合作医疗评价指标体系及标准研究》，《卫生软科学》2004 年第 12 期。
② 林淑周：《论农民在新型农村合作医疗中的角色——社会政策的视角》，《福建行政学院福建经济管理干部学院学报》2007 年第 6 期。

（二）本研究关注的问题

从目前来看，新型农村合作医疗制度已经成为农民的基本医疗保障制度，它和城市职工基本医疗保险制度，共同构成我国城乡居民最主要的医疗保障制度。这几年来，新型农村合作医疗制度发展很快，从 2003 年试点开始，迄今已经基本普及。从实际运行来看，这一制度不但具有可行性，而且也是深受农民欢迎的制度。新型农村合作医疗制度实施以来，已经成为一个热点的研究领域，各个学科的专家都从各自的视角出发对该制度进行了比较深入的研究。在这些研究中，制度本身设计的合理性、可行性及如何完善成为各类研究都非常关注的问题，有些探讨已经比较深入。

但是应该看到的是，新型农村合作医疗制度是在科学发展观的指导之下，在统筹城乡、经济社会发展以及新农村建设等的大背景下建立的，该制度实际上是我国统筹城乡、经济社会发展的环节之一。从这一角度来看，新型农村合作医疗制度实际上承载着更多的历史使命，还需要更进一步的完善和发展。从目前新型农村合作医疗制度的功能定位看，合作医疗主要是缓解农民看病难、看病贵、因病致贫的问题。在实际运作中，这一制度在多大程度上达到了这一目标是我们所关注的。从长远发展看，对该制度的探讨不仅是缓解农村看病难、看病贵的问题，还包含着统筹城乡、经济社会发展和城乡基本公共服务均等化的内容。实际上，这一制度也是站在解决三农问题、统筹城乡经济社会协调发展的战略高度被考虑的。如文件规定："建立新型农村合作医疗制度，是新形势下党中央、国务院为切实解决农业、农村、农民问题，统筹城乡、区域、经济社会协调发展的重大举措，对于提高农民健康保障水平，减轻医疗负担，解决因病致贫、因病返贫问题，具有重要作用。"因此，对于这一制度的考量，一方面要看到现阶段新型农村合作医疗制度在缓解农民医疗负担方面的作用，另一方面也要以科学发展观为指导，从统筹城乡经济社会发展的高度上去理解它，完善它。

十七大提出了"人人享有基本医疗卫生服务"。"人人享有"的本质含义是"公平享有"，每一位公民，无论民族、性别、职业、地域、收入水平等，都有同等权利享有。十七届三中全会进一步明确提出，要推进城乡基本公共服务的均等化，要扩大公共财政覆盖农村范围，发展农村公共事业，从而形成城乡一体化的新格局。因而，医疗、教育、社会保障等基本公共服务，都必须纳入到这一基本框架之中，向城乡均等化推进，而新型农村合作医疗制度必然成为实现城乡基本公共服务均等化的基本内容和途径之一。对于我国目前实施的新型农村合作医疗制度来说，一方面要解决农民看不起病的问题，另一方面还要顾及城乡居民基本医疗服务均等化问题，促进乡医疗保障制度的一体化。

因此，新型农村合作医疗制度的研究必须以这一宏观背景为基础。本研究拟从这一基本前提和目标出发，试图从社会学的视角出发，围绕新型农村合作医疗制度对农民医疗服务可及性的影响做一个综合分析，本研究关注的中心问题是新型农村合作医疗制度能否解决农民的医疗服务可及性问题、在何种程度上解决可及性问题以及合作医疗制度在缩小城乡差别方面的意义。本研究从新型农村合作医疗制度对于农民医疗服务可及性影响的角度，对新型农村合作医疗的影响和效果进行分析。这里的可及性是分层次的，可以有不同的层面。我们关注的主要问题有以下几个方面。

第一，从农民的就医意愿和行为方面的变化分析农民看病的一般可及性以及大病可及性的变化状况，探讨合作医疗在多大程度上提高了农民的医疗可及性。一般来说，政府对农民看病进行补贴一方面直接提高了农民疾病就医的经济支付能力；另一方面也传递出一个信号，就是农民看病也可以像城里人一样，由政府来补贴了，这一制度所带来的心理上的安全感对提高农民的就医意识应该有非常重要的激发和促进作用。新型农村合作医疗制度将对农民的就医行为产生影响，从而影响农民的医疗服务可及性。

第二，从农民医疗负担的变化情况着手，探讨新型农村合作医疗对农民医疗负担的影响状况。制度本身的迅速发展，其筹资水平、补偿水平的提高将增强农民的经济支付能力，进而提高农民医疗服务的可及性，研究将从筹资、补偿方面探讨合作医疗在制度设计上对农民医疗保障和医疗服务获得方面的公平可及性。从理论上讲，筹资机制对公平性有重要的影响，能不能承担一定的筹资水平，关系到能否进入这一保障体系、获得这个保障资格。补偿机制则是社会成员从这个保障体系中获得保障的方式和标准，能否获得、怎么获得和获得多少，是关系到社会成员能否通过这一保障制度而获得医疗服务的关键，因此补偿机制对农民服务可及性的影响是非常大的。这些方面对可及性的影响也是本次调研及其他研究中普遍反映的比较重要的问题。如有研究通过半结构式访谈和专题小组讨论，采用矩阵排列了解被访谈农民最关心的问题，这些问题在一定程度上影响农民医疗服务的可及性（见表 5 - 3）。[①] 这个调查中发现的与医疗服务可及性密切相关的几个方面，归纳起来也就是筹资机制和补偿机制的问题。

[①]　陈烈平、赖爱华、黄渊清、刘秋燕：《新型农村合作医疗对农民卫生服务可及性影响的研究——福建省罗源县、柘荣县新农合定性研究》，《中国农村卫生事业管理》2008 年第 5 期。

表5-3 被访谈农民关于新农合优先考虑的几个因素（矩阵排序）

单位:%

项　目	罗源县	柘荣县	平均值
补偿比例提高	67	73	70
门诊可报销	76	59	68
老年人的特殊补偿	58	74	66
各级医疗机构的起付线	49	44	46
缴纳费用	16	21	19
报销程序	17	7	12

　　第三，探讨在新型农村合作医疗制度实施的情况下，医疗服务机构和服务能力对农民医疗服务可及性的影响。制度的实施必然要依赖一个医疗服务系统来提供服务，所以农村医疗服务系统的服务提供能力对制度成效将产生影响。一方面，医疗服务的有效供给是农民医疗可及性的前提条件，也是合作医疗制度成功的条件，另一方面，该制度对于长期处于困难状态的乡镇卫生院等农村医疗卫生机构也将产生很大影响，这二者之间的关系也间接影响着农民医疗服务的可及性。通过对新型农村合作医疗制度实施与医疗服务机构状况的关系的分析，进一步探讨医疗服务提供状况对农民的医疗服务可及性的影响。

　　第四，通过农民对新型农村合作医疗制度的主观评价，分析当前农民对该制度的期待以及制度运行中存在的问题。

第六章　新型农村合作医疗制度与
农民医疗服务可及性

一　医疗服务可及性的含义及影响因素

（一）可及性和医疗卫生服务可及性

从词义理解，可及性（accessibility）就是"可达到、可获得"的意思。卫生服务可及性是指卫生服务对象是否具备接受服务的能力。卫生服务可及性是 WHO（世界卫生组织）提出的，表示居民去第一级医疗卫生机构的方便程度，即满足居民最基本医疗卫生需求在空间上的难易程度。可及性是居民对医疗卫生服务的基本要求，是医疗卫生服务机构服务水平的重要指标，也是卫生服务系统绩效评价的一个重要指标。加州大学洛杉矶分校公共卫生学院卫生服务系主任、教授安德森博士认为，明晰"可及性"这个概念，对这个词进行概念化和测量对于理解和制定卫生政策至关重要。这至少表现在三个方面：一是可以预测卫生服务的使用；二是可以促进社会公正；三是可以提高医疗服务提供的效率和效果。[①]

目前，国际上对卫生系统的绩效评价越来越重视，并产生了

---

① Anderson R. M, Davidson. L. , "Measuring Access and Trends" *In Changing in the U. S. Health Care System*, *ed. Andersen R. M.* , *Rice T. H* , *Kominski G. F.* （San Francisco：Jossey Bass Publisher，1996）.

绩效评价的概念框架和指标体系，以监测、评价和管理卫生系统，从而保证卫生服务的有效性、公平性、效率和质量，而卫生服务可及性是衡量卫生服务系统绩效的一个重要指标。[①] 如在 WHO 的卫生系统绩效评价框架中，可及性是作为反应性的决定因素来看待的，而在经济合作与发展组织的卫生服务绩效评价框架中，可及性是反应性的重要组成部分，他们还提出了可及性的公平性问题。在西方发达国家中，可及性也是其卫生服务评价框架的重要内容，如英国的国家卫生服务绩效评价框架认为卫生系统的绩效评价是多维的，涉及 6 个领域：健康改善，公平的可及性，有效使用适合的卫生服务、效率，病人和看护者的经历以及卫生服务的结果。加拿大卫生系统绩效有 8 个子维度构成，即可接受性、可及性、适宜性、能力、连续性、有效性、效率和安全。澳大利亚国家卫生绩效框架中，卫生系统的绩效拥有 9 个维度，它们是：效果、适宜性、效率、反应性、可及性、安全性、连续性、能力和可持续性发展的能力。"尽管国际组织、发达国家制定的卫生系统的绩效评价概念框架有所不同，其绩效评价的维度构成也不尽一样，但基本上都包含或反映了相似的概念和内涵。绩效评价反映的主要概念包括可及性、有效性、效率、反应性、安全性、及时性、适宜性、可接受性及连续性"。[②]

从现有的研究来看，卫生服务可及性的内涵在不同的研究者那里有所不同。上述 WHO 的这种可及性定义也可以叫做地理可及性。地理可及性是卫生服务可及性的内容之一，提高地理可及性可大大提高居民的卫生服务可及性。对地理可及性的关注是当

---

① 王海军、金水高、刘丽华：《卫生服务绩效评价的概念框架研究与公共卫生应用》，《中国卫生经济》2008 年第 8 期。

② 王海军、金水高、刘丽华：《卫生服务绩效评价的概念框架研究与公共卫生应用》，《中国卫生经济》2008 年第 8 期。

前谈及卫生服务可及性时关注比较多的问题。在我国，不同地区的交通情况是影响卫生服务可及性的因素之一，特别是西部农村地区不仅就诊距离比较远，并且由于地理环境的制约，交通不甚便利，极大地影响了居民适时就医。

也有的从多个维度定义卫生服务可及性，认为在医疗卫生服务领域，可及性主要表现在地域的接近、服务获取的方便、医患关系的融洽、诊疗的快捷准确以及价格的公平合理等方面。"评价卫生服务质量可以从地理、经济和服务三个方面论述卫生服务的可及性。"[①] 也有人指出，卫生服务可及性是一个相对复杂的卫生政策问题，如 1968 年加州大学洛杉矶分校公共卫生学院卫生服务系主任、教授安德森博士在其所提出的卫生服务行为模型中，将卫生服务可及性分为潜在的可及性、现实的可及性、平等的可及性、不平等的可及性、有效的可及性和无效率的可及性等。[②] 而经济合作组织的可及性概念中则包含了可及性的公平性问题。因此可及性是一个内涵非常丰富的概念。

在美国，可及性的内涵经历了一个不断演变的过程。可及性概念早期主要指健康保险和医疗服务的覆盖率，它关注人们是否能够进入这个保险体系从而获得服务，鼓励健康保险公司扩大保险覆盖面，鼓励医疗服务提供者减少获得医疗服务的经济和地理障碍。[③] 这种可及性的内涵现在仍然有很大影响，但却不能完全

---

① 龚幼龙主编《卫生服务研究》，复旦大学出版社，2002，第197页。

② Anderson R. M, Davidson. L. , "Measuring Access and Trends" In Changing in the U. S. Health Care System, ed. Andersen R. M. , Rice T. H , Kominski G. F. (San Francisco : Jossey Bass Publisher , 1996).

③ Jensen, G. , M. Morrissey, S. Gaffney, and D. Liston. , "The New Dominance of Managed Care: Insurance Trends in the 1990s. " Health Affairs 16 , no. 1 (1997, January/February): 125 – 36. Kleinman, J. , M. Gold, and D. Makuc. , "Use of Ambulatory Medical Care by the Poor: Another Look at Equity. " Medical Care 19 (1981, October): 1011 – 1029.

满足现实需要了。现在对可及性的关注重心逐渐从最初的进入医疗服务体系的问题转向医疗体系内的服务是如何覆盖以及会带来何种效果的问题，如服务的费用和适当性问题越来越受到关注，特别是承担医疗费用的大部分第三方付费者更关注这类问题。除了要了解什么服务是要提供的及给予费用支持的之外，人们越来越重视以下问题：即对于医疗保障体系所提供的保险金和服务如何界定，如何对它们的可及性进行界定，它们的结果是否是适当的，是否有效率地使用了医疗服务以及是否提高了健康水平等问题。① 人们意识到，资源是有限的，如何更合理地使用医疗资源成为衡量可及性的一个重要原则。由此可见，可及性是一个历史的概念，并不是一成不变的，在不同的历史时期，可及性的内涵在变化。

一般来说，卫生服务利用可分为医疗服务利用（门诊服务和住院服务的利用）、预防保健服务利用和康复服务利用等几个方面，所以，从内容上来看，卫生服务可及性也是不同的。就医疗服务而言，可及性还可以分为不同的层次，如基本医疗服务的可及性（基本医疗服务如基本的医疗保健服务、一般疾病的医疗服务）、大病医疗服务的可及性以及奢侈性医疗服务可及性（由于一般疾病和大病的概念比较模糊，我们可以参照国际上通行的灾难性卫生支出的概念，把医疗费用支出达到灾难性卫生支出水平的病称为大病，而把低于这个标准的病称为一般疾病，而奢侈性医疗服务指整容之类服务，这些一般不属于社会医疗保障之列，所以也不是本研究所关注的内容）。不同的人群，其医疗需求不一样，医疗服务可及性的内涵也有所差别，如在城市居民中，被定义为疾病的状况，农民可能并不认为是疾病，也没有去就医的

---

① Marsha Gold, http://www.ncbi.nlm.nih.gov/pmc/./hsresearch00594-0022.pdf.

意识，也就不存在可及性的问题。而从公平的角度看，上述三类医疗服务可及性都有一个公平性问题，所以医疗服务可及性又有一个公平可及性问题。因此，在本研究中，农民医疗服务可及性是我们所关注的，这一概念的具体内涵包括以下几个方面：从层次看，分为一般疾病医疗服务可及性、大病医疗服务的可及性；从医疗服务均等化看，农民的医疗服务可及性还有一个公平可及性的问题。所以，新型农村合作医疗制度目标从近期来看，要满足农民最基本、最急需的医疗服务需求，而从未来发展看，要有利于城乡医疗卫生服务的均等化，能够促进城乡居民之间、不同地区农民之间医疗服务的公平可及性。

（二）医疗服务可及性的影响因素

农民要获得所需要的医疗卫生服务，必须具备一些必要的条件才能得到。如前所述，医疗服务可及性分为经济可及性、地理可及性和服务可及性三个方面。因此，要获得所需要的医疗服务，一是要有相应服务的经济支付能力，即经济可及性。影响人们经济可及性的因素很多，有个人方面的因素，如个人的经济基础不同，支付医疗服务的经济能力也就不同，经济条件是影响个人获得相应医疗服务的最重要因素之一。而社会的医疗保障制度则是人们医疗服务经济可及性的另一个重要因素，如有的国家实行免费医疗，即使个人无经济能力，也能得到基本的医疗卫生服务；有的国家提供比较高的医疗保障水平，即使是较低收入阶层，也能通过国家医疗保障的经济支持而获得所需要的医疗服务。所以，国家的医疗保障制度是影响人们经济可及性的另一个非常重要的因素。二是有提供服务的医疗机构。如果仅仅有购买服务的经济能力，而没有医疗服务机构提供服务，那么医疗可及性的问题仍然不能解决。所以良好的、布局合理的医疗服务机构的存在是医疗服务可及性的另一个重要方面。三是医疗服务机构应该能够提供所需要的医疗服务。有了医疗服务机构，但是如果医疗服务机构服务能力不足，不能提供患者所需要的服务，那么医疗服务可及性问题依然难以解决，所以只有在这些个条件都具备的条件下，人们现实的医疗服务需求才能得到满足。

然而，医疗服务可及性不仅受这些现实条件的约束，它也是一个文化的和社会的概念，一定的医疗服务需求还与人们对健康和疾病的认识有关。不同文化背景、不同社会经济地位的群体对健康的认识有所差别，医疗服务需求也有很大差别。所以，有的研究认为"卫生服务需要是依据人们的实际健康状况与'理想健康状态'之间存在差距而提出的对医疗、预防、保健、康复等服务的客观需要，包括个人觉察到的需要和由医疗卫生专业人员判定的需要，两者有时是一致的，有时是不一致的。只有当一个人觉察到有卫生服务需要时，才有可能去寻求利用卫生服务。"① 医疗服务需要的社会差别对我们界定医疗服务可及性也有很大关系。潜在的医疗服务需求只有被人们意识到之后，才能成为现实的需要，二者缺一不可。②

这种潜在的需要能否转化为现实的需要受到一系列条件的限制，除了与对健康和疾病的社会认识、"能否觉察到疾病有某种或某些卫生服务需要以外，还与其收入水平、社会地位、享有的健康保障制度、交通便利程度、风俗习惯以及卫生机构提供的服务类型和质量等多种因素有关"③。那些转化为现实的医疗服务需要能否满足才是医疗服务可及性要考虑的主要问题。

---

① 龚幼龙主编《卫生服务研究》，复旦大学出版社，2002，第181页。
② 有的把这种潜在的需要叫做需要，在现实的需要叫做需求。龚幼龙主编《卫生服务研究》，复旦大学出版社，2002，第181～182页。
③ 龚幼龙主编《卫生服务研究》，复旦大学出版社，2002，第182页。

总而言之，影响医疗服务可及性的因素，可以归纳为几个方面，一是现实的医疗服务需要，这也是医疗服务可及性内容，它是一个文化概念，不同的区域和人群，其所需要的医疗服务有差异，服务可及性的内涵也不同；二是社会经济地位，这是一个非常综合的指标，不同家庭、不同群体的经济社会地位在很大程度上也影响着他们现实的医疗需要和对医疗服务的支付能力，影响着医疗服务是否可及；三是医疗服务机构，医疗服务机构的方便程度是影响居民医疗服务可及性的客观条件，也是医疗服务可及性的基本内容；四是医疗服务质量，医疗服务机构能否提供所需要的医疗服务是医疗服务可及性的质量内涵，它关系到医疗服务公平可及性的问题；五是医疗保障制度，有无医疗保障以及医疗保障水平是影响医疗服务可及性的最重要的制度性因素。

二　当前我国农民的医疗服务可及性

（一）农民医疗的结构困境

当前，我国农村卫生事业发展缓慢，农民看病难、看病贵成为一个严重的社会问题。这一问题在非典时期尤其引人关注，当时农村医疗卫生事业的局部落后成为一个影响全局的大问题。农村卫生问题也因此被格外关注。从 2003 年起，国家大幅增加对农村卫生事业的投入。近几年来，我国农村卫生事业发展很快，特别是新型农村合作医疗制度的实施和推广，成为农村卫生事业发展的一个重要契机。但是，目前来看，要真正解决农民看病难、看病贵的问题还有很长的路要走。当前，虽然有了合作医疗，但是农民有病看不起的情况仍然很多，像农民（农民工）因看不起病自杀，因为看不起病而放弃治疗的事件还时有出现。这些单个的事件，汇集在一起，实际上呈现的是农民医疗的结构性尴尬：城乡社会的巨大差别与医疗价格的城乡一体化之间的张力。

社会学家孙立平提出"断裂社会"的理论。"断裂社会"理论认为，当前，我国社会结构出现了一种断裂的结构。就城乡之间而言，他认为，在我国由生活必需品时代向耐用消费品时代转型的过程中，我国城乡关系发生了变化。人们经常将改革前中国的城乡关系称为二元结构。当时的二元结构主要是由包括户籍制度在内的一系列的制度安排造成的。由于当时是处于生活必需品时代，城市人所消费的生活用品主要是农村的产品，城里人的大部分收入通过购买生活必需品而流入农村，这里可以看到一种城市对农村的依赖。然而，到了耐用消费品时代，城里人生活需要的大部分不再与农民和农村有关系，他们日常生活的大部分依赖的是城市而不是农村。事实上，就是原来许多由农村提供的食品，现在也有相当一部分来自国际市场。在这个时候，我们可以看到城市和农村之间一种新形式的二元结构，这种二元结构主要不是由制度安排造成的，而是由市场造成的。但它仍然是一种二元结构，甚至是一种更为深刻的二元结构。制度主导的二元结构和市场主导的二元结构叠加在一起，使得中国的城乡社会出现了断裂，城乡社会分属于两个不同的世界了。

不管是断裂还是城乡二元社会结构的叠加，总之，城乡之间的这种差距巨大还在持续扩大，而且是多方面的，涉及经济、文化、社会等各个方面。从经济层面看，城乡之间的收入差距巨大。我国的城乡收入差距是世界上最大的，按照官方公布的数据是三倍多，而根据国家统计局的测算，如果加上城乡之间的福利差别，城乡之间收入差距应该在6∶1，这几年，虽然政府一再推出惠农政策，但是城乡之间的收入差距却还在不断拉大。当前我国城镇居民年人均可支配收入已经达到了 13000 多元，而农村居民的人均年收入只有 4000 多元。从城乡之间卫生事业的发展看，大医院主要集中在大城市，农村卫生事业的发展还远远不能满足农民看病的需要。农村缺医少药，医疗条件非常差，农民有了感冒发烧等小病，还能在当地对付，但是稍有大病，要么就拖着，要么就必须到县医院或者县以上医院去治疗。虽然城乡居民收入差距巨大，但是在生病时，他们面临的却是同一个医疗市场，而且因为没有医疗保险（现在有了新型农村合作医疗制度），农民甚至还要支付更高的医疗费用。高昂的医疗价格连很多城市居民都难以承受，更不用说收入水平远远低于城市居民的农民了。

由于好一点的医院都建在城市，对于农民来说，如果生了大病，必须到城市去就医。进城就医，他们就进入了另一个生活世界，单就生活成本而言，就大大增加，更不用说医疗费了。一个年收入三四千元的农民与一个年收入几十万、上百万的城市居民，在得了癌症以后，其所承担的医疗费用并不因为其收入水平而有所降低，甚至看病的成本更高，因为如果要获得好一点的医疗服务，他就要到城市的三级医院去治疗，到城市治疗，不仅要承担高昂的医疗费用，还要承担交通费、住宿费、护理费、日常生活支出等等，这些城市生活的开支也是他们所难以承受的。因此，城乡居民之间经济社会地位差距和一体化的医疗服务市场之间的矛盾是当前农民看病难、看病贵的深层次的结构性原因。

新型农村合作医疗制度作为解决当前农民看病难、看病贵问题的一项制度，是嵌入在这样一个城乡结构背景之下的。对于这个城乡结构差距，仅仅依靠新型农村合作医疗制度是很难弥合的。因此，我们要探讨的是在这样一种结构之下，如何以新型农村合作医疗制度建设为契机，解决农民医疗服务可及性的问题。

(二) 农民的医疗服务可及性问题

我们通常所说的农民看病难、看病贵是农民医疗问题的一个总体情况，由于我国地区发展的不平衡，各地区农民的医疗需求呈现很大的差异，在经济发达地区，很多农村地区基本上已经城市化了，农民的生活水平很高，农民的医疗需求也很高；而在中西部农村，受经济条件、生活水平、健康意识以及生活方式等的影响，农民对疾病的定义不同，疾病就医的需求也与发达地区有很大差异。健康和疾病的这种社会差别在很大程度上也决定着不同地区医疗服务可及性的内涵差别。

由于不同发展水平和生活水平的居民对疾病和健康的定义不同，对医疗服务的需求差别也非常大。医疗服务需要的这种社会性差别在更大的区域表现就更加明显，我国东中西部居民的医疗需要差别非常大，如哈佛大学公共卫生学院经济学教授萧庆伦把中国农村划分为三个世界：沿海地区发达的、高收入的农村是第一世界；中等收入的中部农村地区是第二世界；低收入的贫困地区是第三世界。他认为，三个地区卫生的供方和需方的条件不一样。第一世界的供方条件应该说和城市非常接近了，需方收入高，支付能力和需求也很强；第二世界供方的情况是缺医而不少药，缺医是缺少较高质量、较高水平的医疗服务能力，而需方主要是对医疗保险的要求比较高；第三世界贫困地区供方是缺医又少药，需方也有一句话，叫"小病养，大病扛，重病等着见阎王"。农民医疗服务需求差别显著，可及性的内涵也是不一样的。

这一点在我们的调查中得到验证。如我在东部发达地区某城郊进行访谈时，就发现，在一个县域范围内，合作医疗实行的是县办乡镇管，结果，在合作医疗资金补偿时出现了发展水平不同、资金使用不同的情况。在靠近城区的较富裕的几个乡镇，合作医疗资金补偿出现了较大缺口，而在距离城区比较远的乡镇，合作医疗资金却年年结余。究其原因，实际上是由于近郊和远郊农民不同的经济能力和就医习惯的差异所致，远郊经济水平较差的农民现实的医疗卫生服务需要低于经济能力较强的乡镇。用地方卫生部门的话说："不光是经济的原因，观念也不行，看病的意识不一样。"① 报销全县统筹以后，合作医疗出现了相对贫困地区支持和补贴相对富裕地区的现象。由此可见，医疗卫生需求与服务可及性是一个社会性很强的概念，对不同的人，医疗卫生服务可及性的内容是有差异的。

但是不管城乡之间、地区之间的经济社会发展水平发展多么大，医疗保障制度的一个基本原则是按照需要进行分配，使人人都能够享受基本的医疗保障。对农民而言，当前的医疗问题表现在两个基本方面。

一是基本医疗服务需求不能得到满足。一些农村地区缺医少药的现象严重，医疗服务需求的供给不足，即使在医疗服务事业发达的北京地区也存在，如针对农民工的质优价廉的服务稀缺，导致大量的黑诊所应运而生，由此不时引发治死人的恶性医疗事故。医疗服务价格高，和收入相比，农民无法承受，致使很多农民有病不就医，小病拖成大病。基本医疗服务需求不能满足的情况主要存在于中西部农村、收入较低的农民和农民工中。

二是大病医疗服务费用负担难以承受。动辄上万的医疗费，即使城镇居民都有压力，更不用说农民了。农民真正生了大病看不起，难以得到治疗。农村合作医疗制度是关注两者之一，还是兼顾，这是新型农村合作医疗制度实施中持续面对的一个问题。

---

① 这是一个值得深入探讨的问题，但是限于种种条件，非常遗憾没有做更深入的调查研究。

三　可及性和公平性：农民医疗服务可及性的分析框架

　　社会结构分析是我们研究新型农村合作医疗制度的一个理论视角。当前，农民的医疗问题首先是一个全民性的问题，另一方面也是一个城乡差距的问题。看病难、看病贵，不独农民，城市居民如果没有医疗保险，同样无法承担高昂的医疗费用，只是在高昂的医疗费用面前，收入较低的农民更加难以承受。因此，农民看不起病既有我国现有医疗体制的问题，又有其独特性。与城市居民相比，农民的收入低 2～3 倍，甚至更低，又缺乏医疗保障，但是农民看病却面对着与城市居民一样的医疗价格。城乡二元经济社会结构与医疗服务的市场化和城乡一体化是农民医疗问题的深层次原因。

　　对于农民面临的这种医疗困境，如前所述，孙立平教授提出的断裂理论提供了一个很好的分析视角，即断裂社会与城乡一体化医疗价格之间的结构困境的问题。作为一个社会学的研究者，这种结构困境及相应的制度安排是我们分析新型农村合作医疗制度成效的前提和基础。新型农村合作医疗制度的实施效果，一方面取决于新型农村合作医疗制度本身的保障水平和保障方式，另一方面也受到合作医疗制度实施的制度环境影响。因此，要探讨新型农村合作医疗制度对农民医疗卫生服务可及性的影响问题，该制度本身以及制度所嵌入的社会结构都是我们不能不考虑的因素。

　　新型农村合作医疗制度是嵌入在现有社会结构之内的一项制度，它的实施不可避免地要受到现有体制和结构的制约和影响，制度的结构嵌入性是影响其制度成效的一个重要因素，也是我们研究该制度的一个理论基础。因此，社会结构分析是本研究分析新型农村合作医疗制度的重要理论基础。

社会学的结构研究是对社会做横剖面的共时态考察，看它由哪些部分构成，这些部分之间的位置和关系如何，他们对维系整个社会系统起什么作用。社会结构是社会诸要素及其相互关系按照一定的秩序所构成的相对稳定的网络。① 它是在直接感受到的经验之下潜藏的各种社会安排所体现的模式。对一些社会学家来说，结构是得自主体经验的一种分析性的抽象概念。② 社会结构的概念比较复杂，既有实体的差别，也有关系的模式，还有制度规范也被看做结构，所以社会结构是一个多维度的概括。对于社会结构，我们可以从三个层面上去理解和使用它：一是实体性社会结构，即那些实际的可观察的现象可以是社会结构的实体结构层面，是社会构成的要素及其结构；二是规范性社会结构，是指把社会结合成为一定的群体、组织等的各种习俗、习惯、规则和规范，它们是社会有序发展、社会结构的适度稳定以及人们相互关系协调的制度保证；三是关系性社会结构，社会是由各种要素构成的，但不是各种要素的简单累加，而是按照一定的秩序和一定的相互关系组合的，这种相互关系是社会结构更加本质的东西。

对于本研究来说，当前我国的城乡结构、城乡居民的结构性差别是分析新型农村合作医疗制度的一个基本社会结构背景。新型农村合作医疗制度嵌入在这一基本结构之中的，城乡之间的全面而深刻的结构差别对新型合作医疗制度的实施效果及其评价都具有重要影响。

---

① 陆学艺主编《社会学》，知识出版社，1996，第295页。
② 〔澳〕马尔科姆·沃斯特：《现代社会学理论》，杨善华译，华夏出版社，2000，第13页。

卫生公平理论是我们衡量新型农村合作医疗制度成效的标准。卫生服务公平是当前中国卫生理论与公共政策领域的重要议题，卫生改革与发展、医疗制度总体框架设计、卫生政策模式的选择，都要考虑到卫生服务公平问题。有关公平以及卫生服务公平方面的大量理论探讨①为我们研究新型农村合作医疗制度的公平可及性提供了一个基本的衡量标准，但是具体到新型农村合作医疗制度，这种公平的原则又如何体现呢？这是一个需要深入探讨的问题。

世界卫生组织（WHO）和瑞典国际发展合作议程（SIDA）在1996年发表的一份倡议书《健康与卫生服务的公平性》中，对卫生服务公平的概念作出了界定："公平（Equity）不同于平等（Equality），它意味着生存机会的分配应以需要为导向，而不是取决于社会特权。更进一步说，公平性应该是共享社会进步的成果，而不是分摊不可避免的不幸和健康权利的损失。卫生服务和健康公平要求努力降低社会人群中在健康和卫生服务方面存在的不公正和不应有的社会差距，力求使每个社会成员均能达到基本生存标准。"也就是说，卫生服务的公平性，是指每一个社会成员都能有相同的机会获得一定质量的卫生服务和健康，而不因为其所拥有的社会特权不同而有所差别。但是，另一方面，卫生保健与健康的公平性又是与社会经济发展状态相联系的，公平并不意味着完全一致。Whitehead（1992）指出，不同国家间或者同一国家不同社会人群间的健康状况和卫

---

① 有关社会公正的理论探讨如美国著名哲学家和伦理学家罗尔斯的公平理论，国内学者吴忠民对社会公正的系统探讨等，都为我们探讨卫生领域的公平问题提供了很好的理论视角。虽然有关公平的理论有很多种，但是社会公平无疑体现为一些基本方面的公平，如权利公平、机会公平、规则公平和结果公平等。

生服务利用确实存在着明显的差异，但并非所有的差别都代表不公平，只有那些可避免的和不应有的差别才被认为是不公平。① 对于社会经济水平不同的地区，对于健康意识和健康要求不同的群体，其卫生服务利用的情况肯定是不一样的，但是这种不一致至少要在保障人的基本生存权的基础之上，在社会所能容忍的程度之内。一般来说，衡量卫生服务系统的公平性可以从以下方面进行。

第一是卫生资源配置的公平性，也有的叫卫生保健公平，指公平、公正地分配各种卫生资源，使全社会成员都能有相同的机会从中受益。这种公平性又可以分为横向公平和纵向公平，前者是指对具有相同卫生保健需要的人群要提供相同的服务，后者指对于不同的个体，要根据其需求不同采取不同的措施，如有医疗需要而又无支付能力的人，要使他们也能够像有支付能力者一样享受到其所需要的医疗服务。

第二是卫生筹资的公平性，即在卫生服务筹资的过程中，不同群体间的经济负担应该公平，公平也有横向与纵向之分，横向公平指不同群体支付相同费用应该获得相同的卫生服务，纵向公平则指在卫生筹资中，个体的支付金额应该与其支付能力相适应，支付能力越强，支付额也应该越大。

第三是卫生服务利用的公平性，卫生服务利用一般可分为医疗服务利用（门诊服务和住院服务的利用）、预防保健服务利用和康复服务利用等几个方面。卫生服务利用公平性包括提供公平和可及性公平，大部分研究都是从卫生服务的数量方面来评价提供公平，同时考虑到不同卫生机构提供卫生服务的质量；采用不同卫生机构的就诊构成来评价调查人群的可及性公平。

---

① 龚幼龙主编《卫生服务研究》，复旦大学出版社，2002，第330页。

第四是健康公平，指不同群体的疾病和健康水平的差异。健康公平一方面是卫生资源、服务等公平的结果，另一方面也与其他资源如环境、经济社会地位等的资源配置有很大关系，是社会公平度的一个集中反映。1998 年第 50 届世界卫生大会将在国家间和国家内部促进健康公平作为 21 世纪"人人享有卫生保健"的总体目标之一，其具体目标是使所有国家及国家内所有特定人群中 5 岁以下儿童发育不良的百分比低于 20%，健康公平成为各国卫生政策制定中必须考虑的问题。

卫生服务的公平原则要求卫生资源在需要的基础上进行分配，它往往隐含了对市场分配结果的否定。从这个角度来看，衡量新型农村合作医疗制度对农民医疗服务可及性的影响时，农民医疗服务需求的满足程度是衡量提供是否适当的最终标准。

总体来看，本研究的分析路径可以概括为以新型农村合作医疗制度所嵌入的社会结构为分析基础，以卫生资源和服务的公平配置为标准，以农民的需求满足为目标，来分析我国新型农村合作医疗制度对于促进农民医疗服务可及性的影响和效果。合作医疗制度的建立，是我国改善民生的一个重大的举措，这一制度无疑将有助于提高农民的医疗服务可及性，但是其最终的效果如何，是否能够达到预期目标，还受到制度设计本身以及其所根植于其中的结构和体制安排的影响。

因此，我们将从制度本身以及其所嵌入的社会结构来分析新型农村合作医疗制度对农民医疗服务可及性的影响。第一，新型农村合作医疗制度通过制度化的补偿提高了农民医疗服务的支付能力，从而提高了农民的医疗服务可及性，这是最重要、最直接的影响。农民作为一个以家庭为生产单位和保障单位的群体，长期以来一直处于国家保障之外，新型农村合作医疗制度的建立，让农民看病也享受到公共财政的阳光，这一巨大的制度变化对这一群体的需求和就医行为也会产生巨大的影响，所以新型农村合作医疗制度实施以后农民医疗需求的变化是这一部分所关注的。第二，新型农村合作医疗制度设计会具体影响到农民的补偿获得，从而影响可及性。合作医疗筹资、补偿等具体环节的设计差别会对农民的医疗服务可及性产生影响。由于农民内部有较大的分化，贫富分化、区域分化、人口流动和职业分化等，使得农民是一个异质性很强的群体，不同的设计可使得受益群体有很大差别。因此，制度设计的理念及其程序是否科学合理影响到农民医疗服务可及性的提高。第三，新型农村合作医疗制度建立以后，在服务方和购买方建立了一个中间环节，新型农村合作医疗制度帮助农民向医院购买服务，但是在农村医疗卫生事业发展不平衡的情况下，医疗服务机构的质量将对新型农村合作医疗的制度效果产生影响，从而影响着农民的医疗服务可及性，因此，农村医疗服务机构能力也是本研究所关注的，具体分析路径可以用图6－1来表示。

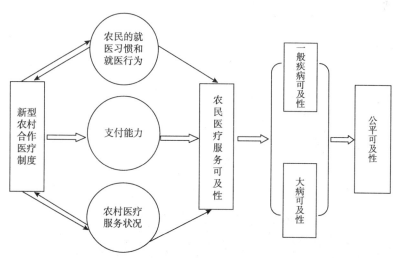

图6－1　新型农村合作医疗制度影响农民医疗服务可及性的路径

对于农民医疗服务可及性，我们分为一般疾病可及性、大病可及性以及公平可及性三个方面。一般疾病可及性和大病可及性是农民医疗服务可及性的内容，而公平可及性则是医疗服务可及性的质量标准，一般疾病可及性和大病可及性都有一个公平性的问题。

一般疾病可及性和大病可及性的内涵。有学者①提出，基于临床医学、伦理学和社会学的视角，从疾病本身对患者生命的危害程度、治疗费用高低、疾病发生的原因等标准出发将现有的疾病划分为一般性疾病，意外伤害导致的疾病，危、重性疾病，性病，职业病，烈性传染病等六大病种。对农民而言，一般性疾病，意外伤害导致的疾病，危、重性疾病这三类是比较普遍的疾病，如果把后两类都看作大病的话，农民的医疗服务可及性从疾病的程度而言就可以分为一般疾病可及性和大病可及性。一般疾病可及性是指农民得了一般的疾病是否能够得到及时的治疗；大病可及性是指农民得了大病是否能够在合作医疗的帮助下得到合适的治疗。新型农村合作医疗主要是抵御大病风险。但是合作医疗制度在实际实施过程中，各地的做法很不一样。从目前的情况下，有的地区是以保住院为主，有的门诊和住院兼顾，有的保大病，有的大病、小病、甚至疾病预防兼顾（如体检），通过扩大目标来提高受益率。因此，从新型农村合作医疗制度的保障范围看，它对一般疾病可及性和大病可及性都将产生一定的影响。

农民患病能够得到治疗是可及性的一个基本层面，另外还有一个公平可及性的问题，公平可及性指社会成员获得医疗服务的机会、数量和质量的一致性。这个问题又包括两层含义：一是农

---

① 李鹏、孙爱芬：《基本医疗范围界定的一般逻辑体系》，《医学与社会》2007年第8期。

民得了病以后，是否能够平等地获得一定的医疗服务；二是在合作医疗的补偿范围内，患者能否得到相对优质的医疗服务。这就是公平可及性所关注的主要问题。

在对新型农村合作医疗制度进行分析时，本研究综合使用了多种资料搜集的方法，使用了多个调查数据。

第一，文献方法。查阅了医疗卫生方面的理论文献、与新型合作医疗有关的理论研究和实证研究成果以及相关的统计资料和政策，广泛吸收他人的研究成果。

第二，调查。调查包括访谈调查和问卷调查。我们主要通过各种关系寻找相关的政府机构人员，在其帮助下进入被调查单位进行调查。调查包括无结构访谈调查和问卷调查。我们访谈调查了4个经济发展水平不同的区县，访谈对象包括组织开展合作医疗的卫生局相关领导以及合作医疗办公室相关人员，乡镇卫生院及其领导、农民。通过广泛和深入的访谈，了解新型农村合作医疗制度推进的具体过程、存在的困难和问题，以及农民对新型农村合作医疗制度的认识和看法。这些调查为我们准确把握问卷资料的信息提供了真实和细致的背景资料。

问卷调查主要是对农民的入户调查。我们在所选择的两个市县进行了农民的入户调查。① 入户调查由事先经过培训的大学生进入农户，按照问卷进行询问和填写问题。在入户调查中，为了更好地核对问卷信息，要求每一个学生针对每一个调查户写一份观察报告，把所见所闻详细地记录下来，形成了10多万字的调查观察报告。第一次调查是在2005年夏天由北京工业大学30名

---

① 由于本课题延期，第一次调查在2005年暑假完成后，经过2006、2007年，新型农村合作医疗制度发展很快，原来的调查很多内容没有包括，所以，2007年底2008年初我们在一个县的一个乡镇又做了一次入户问卷调查，调查了272份问卷。

北京籍农村学生在自己家乡做的，调查对象根据郊区各县人口进行配比，调查结果中各种客观指标，如人口结构、家庭规模、参合率等客观指标与官方发布的统计指标都基本一致，问卷有很好的代表性。第二次调查是在 2007 年底和 2008 年初进行的，这次调查问卷内容做了一些改动，在抽样方法上也做了改进。在抽样设计上，我们引入了实验控制的方法，抽样中设置了实验组和控制组，来区分和控制受益状况对农民合作医疗制度评价的影响，从而达到更客观评价的目的。抽样调查前，我们对该县卫生局和两个乡镇卫生院做了较细致的访谈，搜集了大量的访谈资料、文本资料和统计数据，特别是我们搜集了当地参合数据中所有参合对象参合以来的详细补偿信息，在这个完整的数据库基础上，我们选择了一个经济发展水平中等的乡镇，根据补偿名单，用等距抽样方法，随机抽取了 106 户有过合作医疗报销的户，这 106 户家庭分布在 30 多个自然村。同时，我们为了对比有过补偿的和没有补偿的户之间的各种差别，我们又抽取了一个对比样本，该样本以抽到的样本户的右边邻居为调查户，且该户属于无报销户，如不符合，则顺延。由此得到一个 106 户的对比样本。同时，我们对村里公认的比较困难、医疗费用比较高的户进行了访谈和问卷调查，调查了 17 户，这些附加的调查没有纳入我们总问卷的分析中，只是为了更深入地了解困难农户的情况。这个调查是与湘潭大学的周批改老师和他的研究生合作完成的，入户调查都是由经过培训的研究生和本科生做的。

由于经费和时间所限，我们的问卷量比较小，所以，研究中我们还使用了 2006 年中国社会科学院"新型农村合作医疗制度评估"课题组的调查数据和 2003 年国务院发展研究中心农村部的百村调查数据，研究中通过深入挖掘这些数据资料，也增强了本研究的资料基础。

第七章　新型农村合作医疗制度与
农民就医行为变化

本研究中的重要假设是农民的生活方式以及长期形成的就医习惯和就医模式对于农民的一般医疗服务可及性也是有很大影响的，这种就医意愿和行为模式可能是在传统习惯、经济能力、医疗服务获得的方便性等多种因素作用下的结果。在这种就医意愿和就医行为模式下，即使能够获得一定的医疗服务，患者也没有意识到在特定的身体状况下要去医院就诊。新型合作医疗制度的推行，从两个方面改变着农民的就医行为。首先，它在一定程度上可以改变农民的健康观念和就医行为模式，从而提高农民的医疗服务可及性；其次，合作医疗制度的实施，在一定程度上通过改善农民的经济条件而提高了农民的就医意识。

一　农民的疾病观念与就医行为

从文化意义上看，对于疾病的定义则是一个相对的、差异化的概念，不同的文化传统、不同地区、不同群体对疾病和健康的定义有所差别，所以疾病是一个有多重含义的概念。从中医的角度讲，疾病是一种不平衡的状态，对疾病治疗的最高境界是"治未病"，通过中医的养生达到不生病；而从西医的角度讲，疾病则是由一系列明确的指标化的东西所界定，检查不出毛病又不舒服时，西医有"亚健康"之说；从不同群体来看，有的群体认为是疾病的状态，有的群体则不认为是疾病。如在我国，城乡居民的疾病和健康观念就存在很大差别。在城市，由于有比较完整的医疗保障，城市居民的健康意识很强，很多单位都组织每年一次的体检，及早发现疾病，预防疾病。杨念群在其《再造"病人"》一书中指出："中国城市现代医疗体制的建立，是与城市空间的重构基本同步的，生活于新型空间中的人们会有意无意感觉到被纳入了一个更加有序的系统中而改变了自身的生活节奏。"所以，从这一点来说，对于疾病的界定是整个社会生活方式的一部分，正如传统社会中生孩子被认为是一个自然过程，通常在家里由助产婆接生，而现代社会中生孩子成为医疗领域的重要部分，产妇应该在正规医院里由专业的医生和护士帮助生产一样。

按照社会学家帕森斯的观点，病人角色是一个制度化的角色，它包含了一系列的角色规范和社会期待。从这一社会学视角来看，在我国农村传统文化中，对于疾病和病人的界定是大大小于现代医学概念的。在很多农村地区，虽然经过了十几年的市场经济发展，农村社会生活受到了工业文明的巨大影响，但是农村经济在很大程度上却还是一个自给自足的自然经济，农村社会在很大程度上还是一个传统的乡土社会。就医疗而言，由于长期以来缺少医疗保障，农民看病缺乏社会和国家资助，基本上都是依靠自己。在经济能力比较低下的情况下，即使有病了也是能拖则拖，常常是健康状况影响到干农活时才去看病。所以，很多农民平时很少看病，但是一旦看病，往往是成了大病，甚者病入膏肓。在农村，有的人把头晕等症状看作劳累的症状，而非疾病的症状，某一天突然倒在地里离开人世，在传统社会可以看作"寿终正寝"，但是对于有更多疾病知识，或者健康意识更强的人来说，则可能去看医生，可能被诊断为高血压等，通过及时地治疗则可能活得更长久。

　　从目前的研究看，关于农民就医意愿和就医行为的研究很少，但是从一些专业的医学调查研究来看，城乡之间、不同群体之间对于健康和疾病的认识、疾病就医行为确实存在比较明显的差别。如果按照上述医学的标准，我们会发现，农民对于疾病的认识远远低于这个标准。一般来说，对于精神性疾病（如抑郁症）都认为城市居民，特别是白领阶层因为压力大、精神紧张，更容易患，而实际情况是城乡并没有差异，而且可能农村这类疾病的发病率还更高一点，一项在河北省全省范围内进行的精神疾病流行病学抽样调查显示，[1] 在调查的 20716 人中，共诊断心境恶劣障碍 411 例，数据调整后，农村 368 例，患病率为 23.67‰，城市 43 例，患病率为 19.36‰，农村虽高于城市，但无显著性差异（u = 1.39，P > 0.05）。从多因素 Logistic 回归分析可见，低文化水平及低收入人群是心境恶劣障碍的高发人群。安徽省阜阳市精神病医院人员 2000 年在阜阳市进行的精神疾病流行病学调查数据也显示，[2] 从家属对患者疾病的识别情况看，城乡均存在一定程度的未识别率，农村的未识别率显著高于城市（城市为 11.1%，农村为 18.6%）。从认为患病者的疾病治疗情况来看，城市未治疗率为 30.18%，农村则高达 55.12%。有相当比例的病人，特别是农村病人，并未被送往精神病院接受正规诊治，而是被送往综合医院、当地的中医及个体诊所，甚至接受巫医的治疗（达 29.17%）。由此可见，农民对疾病的认识要低于城市居民，一些疾病可能存在，但是由于缺乏必要的知识，农民很难把它们看作是一种疾病状态。

---

[1]　严保平、崔利军：《河北省心境恶劣障碍的患病率及人口学特征》，《中国健康心理学杂志》2007 年第 11 期。

[2]　该调查以心理卫生筛选表进行筛查，阳性者做精神现状检查，以《中国精神疾病分类方案与诊断标准（修订本）》进行诊断。

除了对疾病的认识限制外，农民是否有病以及是否去看病还受到传统习惯、经济条件等方面的影响。就研究者通常所说的农民"小病拖"问题既受经济能力的影响，也受健康观念的影响。限于农村的医疗条件以及农民对疾病的知识有限，一些农民对自己身体的不适并不看做是一些大病的征兆，很多情况下不能及时就医，在有的情况下就可能因为轻视而发展成为大病。在调查中也遇到了这种情况。

> 王××，女，52岁，肺结核看病花了2万多元。据了解，其病大概在十几岁的时候就有了，那时候还不怎么懂事，病情就有征兆了，经常会有喘不过气的情况，但是不怎么严重，当时也没有钱看，就这么拖着，也没放在心上。这个病其母亲也有，大概是遗传。大约在20年前的时候，当时也就是30多岁，病情开始加重了，那时就到乡医院检查，当时大夫说是肺结核，之后就这样一直在看这个病，不停地吃药打针，有时候比较轻，有时候比较重，好好坏坏20年。1997年病情严重了，经常胸闷得无法忍受，喘不过气来，严重的时候整个人都不能动，只能一直等到那一阵过去，因为没有钱治病，所以一直拖着。去年的时候，家里人看着不行，就送到县里的人民医院检查，结果说已经是肺气肿了，打针吃药治了一段时间，不见效果。

现在，农村的生活条件相对以前好多了，鸡蛋、鱼肉等动物蛋白的摄入量也普遍提高，但因为生活方式不科学，农村的富贵病也在上升。很多农民对于诸如高血压、高血脂、脑血栓这类疾病没有多少概念，不知道好东西吃多了也会导致疾病，更不懂得通过生活方式的调整而预防疾病。由于医疗知识不足，对于一些初期的症状常常不重视，不把头晕、胸闷当回事，因此突然发病而引发大病的情况比较多。

二　医疗保障制度对就医行为的影响

从医疗保障制度建立的原则来看，医疗保障是根据需求而建立，而不是根据社会成员的经济条件而建立，即人人享有基本的生存权。所以，公平是医疗保障制度建立的最基本原则。医疗资源的供给应以需求为原则，同时必须保证与支付能力相分离，不论任何群体，只要有需求就应该提供充足的供给，其目的在于使每一个人都能得到基本的医疗服务。医疗保障制度的这种定位一方面促进了社会公平，使低收入群体的医疗需求能够通过社会保障而得以满足，另一方面也容易引发"道德风险"，导致过度使用医疗资源。但是不管怎么说，医疗保障制度在一定程度上可以提高社会成员对医疗服务的使用率。

改革开放以前，我国城市居民的医疗保障主要有两类：一类是公费医疗，一类是劳保医疗；在农村是村民互助性质的、保障水平非常低的合作医疗。改革开放以来，随着我国医疗保障制度的改革，我国的医疗保障形式也有所变化，除了上述城镇居民的两类主要医疗保障制度之外，又出现了其他的保障形式，如城镇基本医疗保险、大病医疗保险、其他类型社会医疗保险、商业保险等医疗保障形式，当然，还有很大一部分人没有任何医疗保险。在这各种医疗保险制度中，公费医疗和劳保医疗主要是过去体制内保障延续下来的部分，这两类保障是保障标准最高、保障范围最大的医疗保障制度。不同医疗保障制度的保障状况对人们的医疗行为产生了非常明显的影响。从实际情况看，医疗保障水平越高、条件越好，生病就医的可能性就越大，如我国不同医疗保障模式下，居民的医疗服务需求和利用有明显的差异。

从我国不同时期的统计资料看，不同医疗保障模式下，城市居民的看病就医都有很大的差别。从表 7 – 1 中可以看出，保障水平较高的公费医疗和劳保医疗群体，其两周就诊率、年住院率要高于部分免费和自费医疗两个群体。

表 7 – 1　1986 年中国城市各种医疗制度医疗服务利用情况统计

单位:%

保障类型	两周就诊率	年住院率
公费医疗	15.74	6.18
劳保医疗	15.47	5.67
部分免费	13.98	4.38
自费医疗	11.89	3.10

资料来源:《中国卫生统计年鉴 2000》，摘自《1986 年九省城市医疗服务调查》。

表 7 – 2 表中显示，在各类医疗保障形式中，公费医疗、劳保医疗的两周患病率和两周就诊率皆远高于其他保障类型的群体。

表 7 – 2　不同医疗保障形式人群两周患病率和就诊率

单位:%

保障类型	两周患病率	两周就诊率
城镇基本医疗保险	178.4	135.4
大病医疗保险	147.1	74.0
公费医疗	236.5	180.3
劳保医疗	277.2	220.3
合作医疗	138.0	147.7
其他社会医疗保险	101.6	102.3
商业医疗保险	98.3	99.4
无医疗保险	141.6	134.9

资料来源:《中国卫生统计年鉴 2004》。

而且，公费医疗和劳保医疗的人均门诊费用和住院费用也都

是最高的，如表 7 - 3 所示。这两类保障群体全国平均门诊费用
分别是 138.5 元和 140.5 元，住院费用分别是 4694 元和 4379 元，
比费用最低的"其他"群体的门诊费用和住院费用都要高很多。
其他类型保障、甚至没有保障的群体，其医疗服务利用率和医疗
花费都低于上述两个群体。

表 7 - 3　1998 年我国城乡不同医疗保健制度人群的次均门诊和住院费用

单位：元

医疗保健制度	门　　诊			住　　院		
	全国	农村	城市	全国	农村	城市
公费医疗	138.5	65.0	157.3	4694.0	3037.0	5095.0
劳保医疗	140.5	109.7	142.6	4379.0	3757.0	4424.0
半公费半劳保	108.4	37.5	115.7	3224.0	2582.0	3342.0
医疗保险	80.8	30.0	158.5	2969.0	1124.0	4254.0
统筹医疗	108.5	90.5	109.5	1714.0	1643.0	2376.0
合作医疗	65.6	65.3	67.1	—	—	—
自费医疗	48.9	43.6	87.9	1624.0	1435.0	2729.0
其他	28.5	11.0	66.3	1789.0	930.0	2836.0

资料来源：龚幼龙主编《卫生服务研究》，复旦大学出版社，2002，第93页。

一个众所周知的事实是，在我国城镇居民中，公费医疗和劳
保医疗这两类保障群体是工作条件、收入待遇和保障水平最好的
群体，这两个群体两周患病率高和两周就诊率高并不是因为其身
体状况比其他群体差，相反，这一群体的健康状况在各类群体中
应该是最好的。

有很多研究表明，通常情况下，经济社会条件较差的群体，
其健康水平也比较差，如为全面了解英国健康水平差异的现状、
变化趋势及产生原因，为卫生政策提供理论根据，早在 1977 年
英国政府成立了健康不公平研究小组，该研究小组 1980 年 8 月向

国会提交的研究报告指出，尽管国家卫生服务体系实行 30 多年，但 1970～1972 年间英格兰和威尔士地区死亡率、发病率、预期寿命以及卫生服务利用上都存在着阶层差异，而且有加大趋势。该研究小组指出：物质生活条件、收入、住房、工作以及一般工作和生活条件是造成健康不公平的主要原因。对于贫穷者来说，生存是最重要的，健康是次要的。[①]

WHO 研究也表明，居民的健康状况随着社会阶层地位不同从顶部到底部由最好变为最差，呈现一种梯度变化趋势。我国也有不少关于健康不公平的研究，这些研究表明社会经济地位对健康影响是非常明显的，如陈定湾、何凡利用 2003 年全国卫生服务调查浙江省的资料，选择职业地位、收入水平和教育程度作为区分不同社会阶层的客观变量，以两周患病率和慢性病患病率作为评价健康公平性的指标，使用 Logistic 回归的方法对我国不同社会阶层的健康公平性进行分析。回归结果表明，不同职业地位、收入水平和教育水平人群的健康公平性有显著性差异。不同职业阶层之间的两周患病率具有较大差异，其他社会阶层的两周患病率均显著低于失业和半失业阶层，其中又以权利优势阶层（包括机关和事业单位管理者、大中型企业高中层管理人员、私营企业主）最低，仅为对照组的 0.593 倍，而且根据社会阶层的等级从上到下，两周患病率有越来越高的趋势。[②]

总体来看，我国城市居民的预期寿命高于农村居民，经济发达地区居民的预期寿命高于不发达地区，因此，没有任何保障的农民、不享受医疗保障的城市居民的健康状况未必就好于享受公

---

① 星一、郭岩：《健康公平的研究进展》，《国外医学（医院管理分册）》1999 年第 4 期。

② 陈定湾、何凡：《不同社会阶层的健康公平性研究》，《中国卫生经济》2006 年第 8 期。

费医疗和劳保医疗的群体。不论从理论上还是从国际国内的实际情况来看，医疗保障的水平、有无医疗保障制度对社会成员的医疗保障需求和就医行为都有很大的影响。现阶段，在农民经济能力低下、看病难、看病贵的情况下，实行新型农村合作医疗无疑有利于农民释放医疗服务需求，提高对医疗服务的利用率。

三　新型农村合作医疗制度与农民就医行为的变化

对于长期基本靠自费看病的农民来说，以国家为责任主体的新型农村合作医疗制度的实施，对农民看病就医无疑有很大的影响。

（一）新型农村合作医疗制度实施以后农民医疗行为的变化

新型农村合作医疗所提供的物质激励虽然不多（就全国来看，合作医疗的补偿率大概在30%多），但是新型合作医疗仍然在一定程度上提高了农民的有病就诊率。从宏观的统计数据来看，新型农村合作医疗制度的影响还是可以看出来的。新型农村合作医疗从2003年试点到2008年全覆盖，人均筹资从30元上升到100元，随着制度的发展，参合农民因病就医的比例也在提高，这从我国卫生服务利用的宏观数据的变化中可以看出来。实行新型农村合作医疗制度以后，农民看病人次在增加，如图7-1所示，从乡镇卫生院的诊疗人次变化看，我国乡镇卫生院的诊疗人次在2005年达到历史最低点，从1980年的11亿人次下降到2005年的6.99亿人次，之后开始上升，2007年恢复到7.87亿人次。

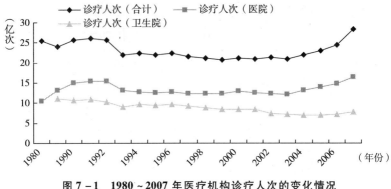

图 7 - 1　1980～2007 年医疗机构诊疗人次的变化情况

从乡镇卫生院的住院人次变化看，合作医疗的影响更明显，乡镇卫生院的入院人次在 1991 年曾经达到 2016 万人，2004 年下降到最低点 1621 万人，之后开始上升，2007 年达到了 2699 万人，成为历史最高水平，变化趋势如图 7 - 2 所示。

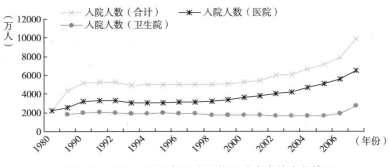

图 7 - 2　1980～2007 年医疗机构入院人次的变化情况

新农合制度建立以前，因为就医习惯和经济负担等问题，农民"大病拖、小病扛"的状况非常普遍，虽然没有连续调查数据，但是从不同时间不同课题组所做的调查来看，新型农村合作医疗制度实施以后，农民就医行为的这种变化也是非常明显。2003 年试点初期，国务院发展研究中心的调查显示，农民生病"去看医生"的比例只有 28.14%，"自己去药店买药"的比例高达 45.86% ，而等病自己好的比例也比较高（见表 7 - 4）。

表 7 - 4　农民有病的处理情况

单位：人次,%

项　目	频　次	百分比	有效百分比
自己去药店买药	537	45.86	51.93
去看医生	291	24.85	28.14
等病自己好	131	11.19	12.67
不寄托任何希望	2	0.17	0.19
自我治疗	67	5.72	6.48
其他	6	0.51	0.58
小计	1034	88.30	100
未回答	137	11.70	—
总　计	1171	100	—

资料来源：2003 年国务院发展研究中心的百村调查数据库。

新型农村合作医疗实施以来，农民看病就医的行为发生了很大变化，从 2006 年中国社会科学院"新型农村合作医疗制度评估"课题组对 4 个经济发展水平不同的县进行调查的结果显示，60% 多的家庭没有家人生病未就医的情况。这一变化无疑与新型农村合作医疗制度的推行有很大关系（见表 7 - 5）。

表 7 - 5　家人有没有生病未就医的情况

单位：人次,%

项　目	频　次	百分比	有效百分比
未回答	13	0.88	0.88
有	575	39.09	39.09
没　有	883	60.03	60.03
合　计	1471	100	100

资料来源：2006 年中国社会科学院社会学所"新型农村合作医疗制度评估"课题组。

本课题组的调查也印证了这种变化。表 7 – 6 是本课题组在北京和湖南两地做的调查，从调查来看，湖南 X 县"家人平时不舒服时"去看医生并买药的比例也高达 61% 多。北京调查数据是 2005 年 8 月份做的，由于北京市新型农村合作医疗制度的推进非常快，所以，目前农民身体不舒服去医生处看病买药的比例肯定也要高于调查的 54%。

表 7 – 6　家人平时不舒服怎么办

单位：人次, %

项　　目	2005 年		2007 年	
	频次	百分比	频次	百分比
由他去	15	5.51	8	3.77
看医生，在医生处买药	147	54.04	130	61.32
看医生，自己买药	36	13.24	21	9.91
自行买药	67	24.63	53	25
其他	3	1.11	—	—
小计	268	98.53	—	—
未回答	4	1.47	—	—
合　　计	272	100.00	212	100

资料来源：本课题组抽样调查数据。

从表 7 – 7 也可以看出，新型农村合作医疗实施以后，参合农民就医行为的变化。参合人员的住院率提高了，合作医疗出院人次占参合人口的比重从 2005 年的 4.29% 提高到 2006 年 6.83%，2007 年有所下降，占 5.60%，但仍然比 2005 年的 4.29% 提高了 31%。参合人员住院率的显著上升足以说明，随着人们对新型农村合作医疗认知度的提高和合作医疗补偿标准的提高，农民住院治疗的需求在很大程度上释放出来，农民的医疗服务可及性有了很大提高。

表 7 - 7　X 县和 W 县的参合情况和合作医疗出院人次、补偿标准的关系

地区	年份	参合率（%）	参合人口（人）	合作医疗出院人次（人次）	住院实际补偿比例（%）	出院人次占参合人口比例（%）
X 县	2005	46.35	418287	17950	31.00	4.29
	2006	74.79	674982	46079	47.00	6.83
	2007	90.58	895558	50169	43.00	5.60
W 县	2006	85.70	313909	11291	25.84	3.60
	2007	85.80	314060	12513	31.11	3.98

资料来源：本题组抽样调查调查数据。

从新型农村合作医疗制度实施前后的这些调查数据来看，该制度实施以后，农民的就医行为的确发生了很大变化，农民"小病扛"的状况有了很大改善，身体不舒服而不去就诊的比例大大下降了。这说明，从总体上看，新型农村合作医疗制度的实施的确改变了农民的就医行为，提高了农民的生病就诊率。

（二）农民就医行为改变的影响因素

1. 对疾病认识的改变提高了农民的就诊率

受知识水平以及农民长期以来形成的疾病观念的影响，农民通常并不认为一些较轻的不舒服症状是疾病，所以在很多情况下不能及时发现疾病，从而造成了小病拖成大病的问题。新型农村合作医疗制度实施以来，为了扩大受益面，很多地方都对没有报销过的农民进行体检，这一方面影响了农民对疾病的认识和观念，起了普及医疗知识的作用；另一方面也确实检查出了不少大病，在一定程度上对改变农民的就医习惯和发现疾病、及早就医方面起了很大作用。

通过对部分参合农民进行体检扩大新型农村合作医疗制度受益率，受到很多地方政府的青睐。不管这样做是否符合新型农村

合作医疗制度的初衷，它的确对农民传统的健康意识有一定冲击，在一定程度上影响了他们对健康的认识和看病就医行为，如北京 2007 年接受体检的农民达到了 17 万人，从 2008 年 1 月 1 日起，北京市卫生局将花两年的时间对全市 300 万农民进行免费体检，对体检中发现疾病的患者及早予以治疗，对有疾病倾向的农民及早进行干预。浙江省 2007 年对 1700 多万农民进行了免费体检，浙江省卫生厅发布的 "2007 年第一季度农民健康体检报告" 中的部分数据显示，参加免费体检的 1751 万农民里，竟有 15% 被查出患病。在他们中，患有高血压、糖尿病等 "富贵病" 的不在少数。参加体检的农民中，有约 262 万农民被检出患有各类疾病。排在第一位的是高血压，占 43.1%；排在第二位的是胆结石，占 14.6%；第三位是糖尿病，占 4.8%；之后是慢性支气管炎等慢性阻塞性肺部疾病、肿瘤等。在总体检人数中，患病人占了 15%。这里面，很多农民都认为自己是健康人，是以健康身份参加体检的，结果却检查出了毛病。[①] 由此可见，新型农村合作医疗制度对农民发现疾病、改变疾病意识确实有很大影响，体检弥补了农民对疾病认识的不足。提高健康意识，及时发现疾病，及早治疗，这在很大程度上提高了农民医疗服务的一般可及性。

2. 通过经济补偿提高了就诊率

合作医疗在一定程度上减轻了农民的疾病负担，缓解了农民看病难、看病贵的问题。一定的经济补偿是农民有病及时就医的重要影响因素。表 7-8 是国务院发展研究中心 2003 年数据和中国社会科学院 2006 年数据中关于农民的看病行为的统计结果。2003 年新农合试点刚刚开始，问卷问题是 "过去五年，

---

① 张姝、王颖、陈李杰：《浙江公布农民体检报告：高血压成第一病种》，http://health.sohu.com/20070716/n251081760.shtml，最后访问日期：2007 年 07 月 16 日。

有没有没钱不去看病的情况"，2006 年中国社会科学院问卷问题实际上是两个问题结果的整合（"您或您的家人是否有得病但没有去就诊的"和"您或您的家人没有就诊的原因是"，问题选项之一是经济困难）。从该表可以看出，2003 年，因为没有钱不去看病的比例是 39.25%，2006 年生病因为经济原因没有去就诊的比例是 16.11%，两者相差 23% 多，这两个数据的结果实际上反映了新农合实施以后，经济补偿对农民就医行为的巨大影响。

表 7 - 8　农民因为经济原因看病行为的变化

单位：次,%

2003 年之前的五年，有没有没钱不去看病的情况	频　次	百分比	2006 年是否有因为经济原因得病未就诊的情况	频　次	百分比
有	460	39.25	是	237	16.11
没有	556	47.44	否	335	22.77
缺失	156	13.31	缺失	899	61.11
合　计	1172	100	合　计	1471	100

资料来源：2003 年国务院百村调查数据；2006 年中国社会科学院评估组数据。

　　总之，新型农村合作医疗制度的实施，不论在农民的健康观念和疾病认识方面，还是在农民的疾病支付能力方面，都产生了非常有益的影响，从而改变了农民传统的就医行为，提高了农民的生病就诊率，提高了农民的医疗服务可及性。

　　但是应该看到，经济条件较差仍然是影响农民医疗可及性的重要因素，仍然有一部分农民因为经济能力不足而有病不能就医。调查中，在问及家人有病不去看病的原因时，仍有一定比例的人是因为无钱医治而不去看病。其中，在有过报销的样本中，14.8% 的人是此原因，在没有报销过的样本中，则有 29% 的人是这个原因，没有看病并报销的人中，经济困难无钱治疗的比例要

143

高一些。因此，目前的起付线，对于经济困难的家庭来说还是一个障碍，这些家庭无力承担看病的自付部分，也难以享受合作医疗补偿的好处（见表7-9）。

表7-9　X县212份调查对象中有病不去看医生的原因（多选题）

单位：人，%

样本类型	项　目	自感病轻，等待自愈	经济困难，无钱医治	没有时间	交通不便	无有效治疗措施	合计
报销样本	样本量	24.0	4.0	1.0	1.0	3.0	27.0
	百分比	88.9	14.8	3.7	3.7	11.1	46.6
对比样本	样本量	28.0	9.0	1.0	0	0	31.0
	百分比	90.3	29.0	3.2	0	0	3.4
合　　计	样本量	52.0	13.0	2.0	1.0	3.0	58.0
均　　值	百分比	89.6	21.9	3.45	1.85	5.55	—

资料来源：本课题组调查数据。

这一点在我们的访谈记录中也能反映出来。"该户一家三口人，老两口50多岁，一个儿子20多岁，未婚，务农。该农户家里十分简陋，屋里没有任何贵重家具，大厅里就一张吃饭的桌子，几条凳子，房间里简陋的木头床上躺着已经第二次生病中风的老婆。该户2006年、2007年都加入了农村合作医疗，但因没到指定医院看病、没有住院治疗而没有任何报销（他们觉得在指定的乡镇卫生院的效果不好，都是在另一个卫生院看），2007年老婆的医疗费大约8000多元，他们感觉医疗负担非常重，所以2008年不愿参加。"

第八章　新型农村合作医疗筹资机制与农民医疗服务可及性

新型农村合作医疗制度的筹资机制是否公平合理，关系到广大农民是否能够公平地享受合作医疗制度带来的好处。因此，科学合理地筹资是农民获得基本医疗保障的基础。

一　新型农村合作医疗筹资模式的新变化

我国农村正式出现具有互助性质的合作医疗保健制度是在1955年农业合作化高潮时期，当时山西、河南等地农村出现了由农业生产合作社办的保健站，采取由社员群众出保健费与生产公益金补助相结合的办法，由群众集资办合作医疗，实行看病互助互济。1956年，全国人大一届三次会议通过《高级农业生产合作社示范章程》，规定合作社对于因公负伤或因公致病的社员要负责医疗，并且要酌量给以劳动日作为补助，从而首次赋予集体承担农村社会成员疾病医疗的职责。随后，许多地方开始出现以集体经济为基础，以集体与个人相结合、互助互济的集体保健医疗站、合作医疗站或统筹医疗站。1959年11月，卫生部在山西省稷山县召开全国农村卫生工作会议，正式肯定了农村合作医疗制度。1960年2月2日，中共中央转发了卫生部《关于全国农村卫生工作会议的报告及附件》，并要求各地参照执行，从此，合作医疗便作为我国政府在农村推行的一项正式的医疗卫生制度，此后，这一制度在广大农村逐步推广。

1965 年，在毛泽东"把医疗卫生工作的重点放到农村去"的号召下，全国农村短期速成培训了一大批"赤脚医生"，向农民提供初级卫生保健服务。1965 年 9 月，中共中央批转卫生部党委《关于把卫生工作重点放到农村的报告》，强调加强农村基层卫生保健工作，极大地推动了农村合作医疗保障事业的发展。到 1965 年底，全国已有山西、湖北、江西、江苏、福建、广东、新疆等 10 多个省（自治区、直辖市）的一部分农村建立起农村合作医疗制度。

1969 年后，合作医疗（类似于医疗保险制度）进入大发展阶段。当时毛泽东肯定了湖北长阳县乐园公社办合作医疗的经验后，全国大部分的地区、县、人民公社和生产大队都办了医疗机构，形成了县、人民公社和生产大队三级医疗保健网。到 1976 年，全国已有 90% 的农民参加了合作医疗，从而基本解决了农村人口在医疗保健方面缺医少药问题，农村合作医疗的覆盖率达到全国行政村（生产大队）的 90%；"合作医疗"、农村"保健站"以及数量巨大的"赤脚医生"构成了当时解决我国农村医疗问题的三件法宝，被世界银行和世界卫生组织誉为"发展中国家解决卫生经费的唯一范例"。

当时的农村合作医疗制度是在政府和集体经济的扶持下，农民遵循自愿、互益和适度的原则，通过合作的形式，实行民办公助、互助共济，建立起来一个能够满足农民基本医疗保健要求的农村医疗保健制。人民公社时期，农村合作医疗进一步发展。这时仍然延续了以往的筹资制度，而医生（大量的赤脚医生）的劳动报酬改由人民公社支付，治疗费用由农民和其所属的人民公社共同负担。[1]

当时合作医疗主要依托于集体经济和大队卫生室。1978年以后，随着家庭联产承包责任制的推行，农村集体经济被削弱，很多村卫生室也逐渐私营化，农村合作医疗失去了依托。到1985年，农村合作医疗覆盖率陡降至5%。1993年我国提出重新发展和完善农村合作医疗，1994年试点实施以来，多次强调了恢复和建立新型的合作医疗，但是由于在筹资模式上并没有突破，所以效果并不明显。

从2003年起，我国开始新型农村合作医疗制度的试点，按照规定，新型农村合作医疗制度是由政府组织、引导、支持，农民自愿参加，个人、集体和政府多方筹资，以大病统筹为主的农民医疗互助共济制度，其目的是解决农村居民就医困难和农民看不起病，即因病致贫、因病返贫等问题。政府主导型的新型农村合作医疗制度明确提出了实行农民个人缴费、集体扶持、政府资助相结合的筹资机制。

这次试点一个最大的变化也是最重要的变化是在筹资模式方面的变化。过去的合作医疗在筹资模式上一个最明显的特点是农民自己集资，是农民之间的合作，政府并没有资金支持。新型农村合作医疗筹资第一次体现了国家财政的支持。新型农村合作医疗的筹资模式是由中央财政、地方财政和农民共同负担，在筹资中政府财政补贴占了主要部分，从2003年开始试点，实行了"10＋10＋10"模式，即中央财政人均补10元，地方财政出10元，农民自己拿10元，人均筹资30元，建立新型农村合作医疗制度。到2008年，合作医疗筹资已经达到了100元，中央财政补

---

[1] 李为：《从历史沿革看新型农村合作医疗资金筹集问题》，《中国农村卫生事业管理》2008年第6期。

贴达到了 40 元，地方财政补贴也达到了 40 元，筹资中政府的出资比例占到了 80%。

新型农村合作医疗筹资模式的变化，是该制度迅速推进和普及的重要因素。政府为农民的医疗保障出资，使得我国的农村医疗保障制度建设迈出了重要一步，是一个巨大的突破。它第一次把农民的医疗保障问题纳入国家财政的视野，体现了国家对农民社会保障的责任，推动了我国城乡卫生公平，这也是我国城乡统筹发展的一个重要组成部分。

二　新型农村合作医疗筹资模式的公平性分析

医疗需求应该是按需满足，而不是按照支付能力来满足。在医疗筹资问题上，公平意味着根据人们的支付能力而不是所获得的医疗服务来付费。更具体地说，公平的医疗筹资至少应符合两个标准：第一，个人不应为因病就医而倾家荡产。这意味着公平的医疗筹资要求有高水平的风险分担机制。第二，穷人向医疗体系支付的费用应该比富人少。因为收入低，穷人往往必须将收入的绝大部分用于满足食物、住房等基本生活需求。因此，医疗筹资应该反映穷人和富人在可支配收入上的区别。基于这两个标准，我们可以用不同人群是否被医疗保险覆盖以及他们年收入中多大比例用于医疗保健来讨论医疗筹资的公平问题。①

当我们谈及新型农村合作医疗制度的筹资公平时，有两个维度，即历时性公平和现时性公平。历时性公平是现在和过去、未来比较的问题，现时性公平则是同一时期不同人群之间的公平性问题，这又可以分为纵向公平和横向公平。纵向公平主要是衡量

---

① 王绍光：《巨人的瘸腿：从城镇医疗不平等谈起》，《读书》2005 年第 11 期。

不同收入水平的农民之间的负担水平是否合理，横向公平则是指具有同等支付能力的人其负担水平是否一致，这里主要考察农民内部不同地区、不同收入水平的公平问题以及城乡之间的筹资公平问题。

从历时性角度看，与过去的合作医疗相比，新型农村合作医疗的筹资机制使公共财政的阳光也开始照耀农民，对促进城乡卫生公平是一个很大的推动，这是一个巨大的进步。但是，从未来发展看，目前新农合筹资水平还比较低，难以解决农民大病致贫的问题，要实现城乡基本公共服务一体化的目标，实现城乡居民基本医疗服务的基本公平，使农民也能看得起大病，新型农村合作医疗制度的筹资水平还有待进一步提高。

从现时性角度看，我们需要分析新型农村合作医疗制度的横向公平和纵向公平的问题。目前，国家对新农合的筹资有一个统一的标准，虽然各地也都有一些不同，但是从中央政策来看，对新农合的筹资规定还是一刀切的方式。2003～2008 年，新农合的筹资额从 30 元上升到 100 元，各级财政对参合农民的补助标准提高到每人每年 80 元，农民的缴费从 10 元上升到 20 元。20 元对城市居民来说可能就是一个人在快餐店吃一顿饭的费用，但是对于很多农民来说，这一负担水平还是有一定压力的。

根据新型农村合作医疗制度的定额筹资机制，不论农民的收入多少，一律按照人均一年 20 元的水平收取。这样，对于不同收入水平的农民来说，其负担水平不一样，收入高的负担低，收入低的负担高，从国家统计局收入分组数据可以看出不同收入组的负担水平差异。从表 8-1 可以看出，对于 20% 低收入组的农民来说，如果筹资 20 元的话，负担水平达到了年收入的 1.48%，年现金消费支出的 1.40%，其负担水平接近城市居民基本医疗筹资标准，即工资收入 2% 的负担水平。其收入负担比是高收入组的 7 倍多。所以这种筹资模式对于不同收入组的农民来说负担差别是很大的。

表 8 - 1　2006 年不同收入水平农民家庭人均筹资 20 元的负担比

单位：元,%

项　目	低收入户	中低收入户	中等收入户	中高收入户	高收入户
平均每人纯收入	1346.89	2581.75	3658.83	5129.78	9790.68
人均现金总支出	2572.97	3010.49	3906.50	5018.38	9243.17
人均生活消费现金支出	1426.00	1895.00	2462.00	3196.00	5559.00
20 元收入负担比	1.48	0.77	0.55	0.39	0.20
20 元现金总支出负担比	0.78	0.66	0.51	0.40	0.22
20 元生活消费现金支出负担比	1.40	1.06	0.81	0.63	0.36

资料来源：《中国统计年鉴 2008》。

从不同发展水平的地区来看，经济发展水平不同，农民的负担水平差别也比较大。在收入水平最低的贵州省，农民的平均负担水平是 1% 多，在经济发展水平较高的地区，其负担水平则比较小。当然，各地实施的情况也有所差异，像北京、上海、广东等地农村，其筹资水平和保障水平都远高于全国平均水平。

另外，由于农民内部的收入分化明显，地区之间、从事不同工作的农民之间，收入差距非常大。如根据 2008 年统计年鉴数据，当年人均纯收入是 4140 元，但是人均年收入在 4000 元以下的农民达到 55.58%，估计大约 60% 的人人均年收入低于平均水平（见图 8 - 1）。

因此，如果筹资标准继续提高，筹资就必须考虑农民内部的收入差别。由于农民内部差异大，大多数农民收入低于农村平均收入。对于农村低收入群体来说，目前的缴费标准也存在一定的困难。从调查来看，各地也确实有少数农民因为交不起 10 元钱而无法参加合作医疗。虽然不少地方对有些贫困户以及其他特殊人

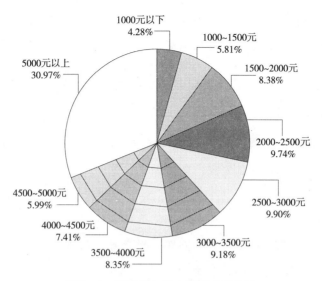

图 8 - 1 不同收入组占调查户的比重

　　注：该资料来源于国家统计局农村社会经济调查司的农村住户抽样调查。农村住户调查是以各省（自治区、直辖市）为总体，直接抽选调查村，在抽中村中抽选调查户。综合运用多种抽样方法确定住户调查网点。农村住户调查网点分布在全国 7100 多个村，共抽取了 68000 多个样本农户。

　　资料来源：根据《中国统计年鉴 2008》数据整理。

　　员实行了减免政策，但是仍然有一些贫困线边缘的农民缴费有一定困难。根据中国社会科学院"新型农村合作医疗评估组"的调查：在没有参加合作医疗的人群中，因为付不起参合费而没有参加新农合者占 15.7%，占调查总数的 1.16%。所以，筹资如何根据农村收入的实际情况，从城乡公平和农村内部公平的角度出发，制定科学合理的筹资机制，长期来看非常必要。

　　农民缴费在合作医疗总筹资中的比例不大，但是筹资成本却非常高，而且大大增加了制度推进的难度，因此有必要讨论农民如何缴费以及是否要缴纳的问题。对于收不收这 10 ~ 20 元钱，学术界比较一致的看法是农民要缴纳一定比例的费用。很多学者从保险制度的设计原则出发，认为保险应该体现个人责任，缴费是个人责任的体现。有的认为目前农民的缴费比例是比较低的，在现有的标准上还可以适当提高，如有的学者认为"农民缴费的适当增加"是可行的，测算农民可以承受的缴费为 18～35 元，[1]也有的认为农民缴费占筹资额的 50% 以下，但要在 1/3 以上。[2]学者们提倡农民缴纳一定比例费用，主要考虑了农民自身的责任以及能力问题，在"城乡分治"的既定格局下这是没有问题的，但是如果从城乡统筹发展的角度考虑，这个问题的答案也许还有其他更多的选择。

目前，新型农村合作医疗制度的筹资标准和补偿标准都比较低，还难以解决因病致贫的问题，提高筹资标准是未来合作医疗发展的必然趋势。但是筹资提高到多少为宜，指导原则不同，这个适宜的标准也不一样。提高筹资应该以什么为指导原则，这是一个需要深入探讨的问题。如果从筹资公平的角度看，收入水平低的群体，其筹资负担要相对低一些。目前，城镇职工的筹资中，个人缴费是工资额的 2%。如果按照这个标准，则农村居民的缴费比例也应该以收入的一定比例来测算，这是统筹城乡经济社会发展、缩小城乡差别的一个基本标准，否则这种保障制度就很难起到缩小城乡差别的作用。

目前，我国卫生体制改革传递出一个非常好的信号，推进城乡卫生公平，城乡基本卫生服务均等化。这对于新型农村合作医疗制度的筹资原则是个很好的借鉴。只有在城乡公平的原则下来确定新型农村合作医疗制度的筹资机制，才能真正迈向城乡卫生服务的均等化。从现在看，农民的合作医疗缴费额度提高是一个

---

① 孟翠莲：《完善新型农村合作医疗制度筹资机制研究》，《宏观经济管理》2008 年第 2 期。

② 新型农村合作医疗试点工作评估组：《发展中的中国新型农村合作医疗》，人民卫生出版社，2008，第 57 页。

趋势，但是如何提高农民的缴费额度以及提高多少需要探讨。从上面的测算看，对于中西部一些省份来说，人均 20 元的缴费已经占到了人均收入的近 1% 或者 1% 多，占人均消费的 1% 多。考虑到当前城乡收入差距 3 倍多，实际差距甚至达到 6 倍，这个缴费比例与城市居民工资收入 2% 的缴费比例相比，已经不低了。

虽然从操作层面上来说，目前的筹资模式对于合作医疗的正常运行还是行之有效的，但是，现在的筹资模式存在筹资责任与筹资能力不对称的问题。从不同收入水平来看，存在低收入群体负担比大，高收入群体负担比小的问题；从不同发展水平的地区来看，存在发达地区负担轻，不发达地区负担重的问题；从这一缴费水平占农民人均纯收入的比重看，在一些地区、对一些群体，其负担水平已经接近甚至超过城镇职工医疗保险的筹资水平。这种缴费模式有违医疗保险的公平原则。因此，从长远发展看，如何建立一个科学和公平的筹资模式、筹资增长机制，根据地区发展水平不同、农民收入水平不同，合理确定农民的负担水平是今后合作医疗筹资中需要探讨的问题。对于这个问题，笔者认为要跳出农民的问题看农民的问题，要在统筹城乡社会发展、缩小城乡差距的战略高度来看新型农村合作医疗的筹资问题。

三　新型农村合作医疗缴费的影响因素分析

目前，新型农村合作医疗制度还没有建立起一个稳定高效的筹资增长机制，如何提高农民参合的筹资效率，是一个需要探讨的问题。从调查来看，筹资是农村合作医疗工作中工作量最大、难度也最大的一项工作。新型农村合作医疗筹资标准从 2003 年的 30 元上升到 2007 年的 100 元，农民的人均缴纳标准从每年的

10 元上升到 20 元，个人负担的比例虽然在降低，但是筹资难的问题依然是新型农村合作医疗制度推进中一个最重要的问题。在各地调查时，大家反映比较多的一个问题就是筹资成本高、筹资难度大。根据地方工作人员的测算，向农民收 10 元钱，筹资的成本（宣传发动的经费投入）大概 3 元多，而且不考虑广大县乡村干部的人力投入。如果考虑这部分费用，再加上为了扩大受益面、减少征缴难度而为农民做的免费体检，这笔筹资的成本就更高了。农民的缴费在合作医疗基金中比例非常小，"起不了多大作用"，但是工作量却非常大。

从调查来看，虽然绝大多数农民都参加了新型农村合作医疗，但是仍然有一部分农民不愿意参加新型农村合作医疗。为了保证合作医疗制度能够惠及贫困人口，很多地方政府对于贫困户、五保户、优抚对象等都实行了减免，其个人缴费由财政负担，但是仍然有一部分在贫困线边缘的农民，因为没有能力缴纳这 10 元钱而不能享受合作医疗的好处。据统计，2007 年，我国新型农村合作医疗参合率已经达到了 91.05%，全国参加合作医疗的人口已经达到 8.04 亿。[1] 据调查了解，没有参合的农民有两类：比较富裕的群体和比较贫困的群体，富裕者认为报销额度太低，发挥不了多大作用，比较贫困者则是想参加而没有能力参加。在湖南的问卷调查中，有 4.4% 的农民"不太愿意"或者"很不愿意参加"新型农村合作医疗，在已经参加的人中，也有约 4% 的人"明年不太愿意"或者"很不愿意"再参加。在有过报销的样本中，明年"不太愿意"参加的比例是 2.8%，在没有报销的参合样本中，明年"不太愿意"和"很不愿意"参加的比

---

① 新华社：《全国参加新型农村合作医疗的人口已达到 8.04 亿》，http://www.cnss.cn/xwzx/jdxw/200807/t20080711_ 194567. html。

例则达 4.8%，二者有较明显的差别。2006 年中国社会科学院
"新型农村合作医疗评估组"的调查数据也显示，在问及"明年
你有没有参加合作医疗制度的打算"时，也有 2.2% 的人回答
"没有"，还有 2.9% 的人"没有考虑过"，如果把没有考虑过也
认为是不打算参加者，二者合计也有 5% 的人可能不参加合作
医疗。

　　那么，影响农民缴费积极性的因素有哪些呢？从调查来看，
人们不参加合作医疗的缴费积极性的因素是多方面的。首先是医
疗需求，如"身体好，没必要参加"、"家庭成员外出，感觉没有
必要"，这是最多的；其次是报销的问题，如"报销太少，不值
得参加"、"报销手续太麻烦"；再者就是费用问题，如"付不起
参合费"、"付不起自付的那部分医疗费"（见表 8 - 2）。

表 8 - 2　您没有参加或退出合作医疗的原因（多选题）

单位：%

原　　因	频　次	占回答数的 百分比	占回答者的 百分比
身体好，没必要参加	50	28.6	46.3
报销太少，不值得参加	36	20.6	33.3
报销手续太麻烦	20	11.4	18.5
家庭成员经常外出，感觉没必要	19	10.9	17.6
付不起参合费	17	9.7	15.7
不信任该制度的管理	12	6.9	11.1
对该制度不了解	11	6.3	10.2
付不起自付的那部分医疗费	8	4.6	7.4
乡村医生医疗技术及治疗水平差	1	0.6	0.9
担心经费被乱用，群众难以监督	1	0.6	0.9
合　　计	175	100	162

资料来源：中国社会科学院"新型农村合作医疗制度评估组"2006 年调查数据。

如果提高农民的合作医疗缴费，农民参合工作的推进难度将增加。因为就缴费而言，影响农民愿意承担的缴费水平的因素也是多方面的，农民的经济能力、医疗负担状况、农民对医疗费用的承受能力都是影响农民的缴费意愿的重要因素。一般来说，农民的经济能力越强，愿意接受的缴费水平也会越高一些；平时医疗费用支出较多的家庭，希望报销更多的医疗费，在经济条件许可的情况下，也会愿意接受较高的缴费水平，但是如果医疗负担比较沉重的，经济能力不足，则可能限制了农民参合的能力，这部分人则没有能力接受较高的缴费水平。

对于各种因素与农民愿意承担的缴费水平之间的关系问题，根据问卷调查资料，进行多元回归分析。在建立回归模型前，先选择以下变量，并转换为虚拟变量，重新赋值如表8－3所示。

表8－3　回归模型中各变量的情况

因变量	变量值
能接受的缴费水平（元/人/年）	定序变量，转变为定比变量，0～5元＝1，5～10元＝2，10～15元＝3，15～20元＝4，20～25元＝5，25～30元＝6，30～35元＝7，35～40元＝8，40～50元＝9，50元以上＝10
自变量	
收入	
A1：家庭总收入	定比变量
参合后，家庭医药费用的变化	定类变量，"费用增加"为参照变量
A2：费用没有变化	二分变量，费用没有变化＝1，其他＝0
A3：费用减少	二分变量，减少＝1，其他＝0
A4：参合后，是否能承担医疗费用	二分变量，是＝1，否＝0

资料来源：中国社会科学院"新型农村合作医疗制度评估组"数据。

使用多元回归分析方法，用农民每人每年能够接受的缴费水平作为因变量，农民的总收入、货币收入，农民参合后医疗费用的变化、农民参合医疗负担情况作为自变量，对农民能够接受缴费水平进行分析。回归方程的系数值如表8-4所示。

表8-4 影响农民能够承担的缴费水平的多元回归分析模型

项 目	非标准化系数		标准化系数	T 值	显著性水平
	B	标准误差	Beta	—	—
常数值	2.713	0.197	—	13.803	0.000
A1：家庭总收入	0.000	0.000	0.267	9.824	0.000
A2：参合后，医疗费用没有变化＝1	0.378	0.201	0.076	1.878	0.061
A3：参合后，医疗费用减少＝1	-0.477	0.221	-0.087	-2.158	0.031
A4：参合后，费用能否负担（是＝1）	0.288	0.142	0.055	2.036	0.042
$R^2 = 0.108$，N = 1249	—	—	—	—	—

资料来源：中国社会科学院"新型农村合作医疗制度评估组"2006年调查数据。

从回归分析的结果看，农民能够承担的费用水平受多种因素的影响。在0.05显著性水平下，除了A2变量之外，其他各自变量都显著，模型的$R^2 = 0.108$，说明用该模型能够解释10.8%的误差。具体地说，回归模型中家庭总收入水平越高，能够承担的费用水平也越高，但是家庭收入并不是唯一的决定因素，家庭医疗负担状况也是影响人们的缴费水平的一个重要原因，"参合后医疗费用减少"的家庭能够承受的缴费水平低于医疗费用增加者能够承受的缴费，而"参合后医疗费用没有变化"者能够承受的缴费水平与医疗费用加重者则没有显著的差别。这一点与最初的设想有差异，我们本来认为医疗费用增加者能够承受的缴费水平会更低一些，事实恰恰相反。通过对医疗费用加重者加重原因的

进一步分析看，① 自身医疗费用增加是最主要的原因（39.06%），其次是药价的问题（见表 8 - 5）

表 8 - 5　参合后医药费增加的原因

单位：人次,%

原　　因	频　次	百分比
病多了	25	39.06
药价上涨	10	15.63
药价太高	10	15.63
成本增加	5	7.81
不清楚	5	7.81
现在有病及时看了	3	4.69
不按国家规定收费	1	1.56
常去私人诊所	1	1.56
看病多为门诊，不报销	1	1.56
无法报销	1	1.56
其他	2	3.13
合　　计	64	100

资料来源：中国社会科学院"新型农村合作医疗制度评估组"2006 年调查数据。

由此可以判断，参合后医疗费用增加者比减少者愿意承担更高的缴费水平，这主要是由于这类家庭的医疗需求更多，对医疗保障更需要。这里实际上也是一个逆向选择的问题，医疗需求越多，越希望较高的保障水平。但是，参合后，医疗费用负担较轻

---

① 原因在问卷中是一个开放性问题，上面的表格原因项目是笔者根据意思明确一致的项目进行重新合并得到的，对于意思不太明确的，如"药价上涨"与"药价太高"两项，从答案的语气看，前者可能是一种中性的判断，后者是各种原因的归类如"药价过高、太高"、"医院定价高"、"医生开贵药"等，明显是一种否定性的判断，所以没有合并在一起。"病多了"也是一个合并项，如"年纪大了，身体不好了"；"身体不好了"；"看病多了"等。按照这样的标准合并各种答案后，得到表 8 - 5 的结果。

的家庭（即"能够承担看病的医药费用"者）与不能承担医药费用的家庭，二者能够承受的缴费水平有显著差别，医疗负担轻者能够承担更高的缴费水平。

总体来讲，这个回归模型的结果启示我们：首先，农民能够承担的缴费水平并不完全是一个经济问题，一定的收入水平是合作医疗缴费的基础，但是收入水平并不是影响农民合作医疗缴费的唯一因素，因此，根据经济条件测算的农民能够接受的合作医疗缴费水平，与农民是否愿意接受既定的缴费水平还不完全是一回事。农民自己认为能够接受的缴费水平一方面与缴费能力有关，另一方面也与农民的医疗负担状况和农民的医疗需求有关。如果农民的医疗负担不是太重，他有能力参加合作医疗，则有可能接受既定的缴费水平，如果他们的医疗负担很重，没有能力缴纳参合费，或者没有能力承受疾病报销的自付部分而不能受益于合作医疗，则他们也会认为自己不能承担既定的缴费水平，即家庭的缴费能力和承担自付医疗费用的能力影响其缴费意愿。其次，是否能够承担既定的缴费水平还与农民的医疗消费需求有很大关系，如果参合后，家庭的医疗费用减少，这意味着家庭从新型农村合作医疗制度中的受益少，则家庭能够接受的缴费水平就较低，而参合后医疗费用增加，意味着参合后这些家庭的医疗需求得到释放的，能够享受合作医疗带来的补偿，他们能够承担的水平反而高一些。这说明，如果合作医疗补偿能够被利用，则家庭更倾向于多缴费，否则，农民则倾向于更少的缴费。

由此可以推测，如果提高缴费水平，被排斥在合作医疗保障之外的是收入水平相对较低的家庭，医疗负担重的家庭和家庭成员身体健康、医疗需求较少的家庭。在自愿参加的原则下，如果提高合作医疗的个人缴费水平，则意味着收入水平低的、医疗负担重的家庭将被排斥在制度之外，那么，这种筹资机制就有悖于医疗保障制度的公平性原则，影响了低收入家庭对医疗保障和医疗服务的公平可及性。

四 新型农村合作医疗筹资模式探讨

新型农村合作医疗制度的经费来源包括财政补助、居民缴费以及其他来源。当前，合作医疗筹资难度大、筹资成本高是目前新型农村合作医疗制度筹资的难题。如何建立一个科学、合理、高效的筹资机制是目前新型农村合作医疗制度发展中一个需要探讨的问题。针对这一筹资难问题，理论界和政府部门也进行了很多研究，摸索了一些比较有效的方法。财政部财政科学所根据调查总结的三种筹资模式，[①] 受到推崇。

一是整合模式，将粮食直补与合作医疗"挂钩"。将新型农村合作医疗纳入政府涉农优惠政策框架中统筹，变合作医疗向农民每户、每人的直接筹资为从财政给农民的优惠补助中统一抵扣。

二是对于西部、困难地区，应采取财政层级职责分工模式。新型农村合作医疗在许多地方的财政分摊比例是省级财政40%，地级市财政30%，县（市）财政30%。但这种做法让许多贫困地区的试点县不得不从已经很拮据的财政中挤出一部分财力安排配套，有的地方甚至将部分费用转嫁给了卫生机构。基于此，应适当调整县乡财政严重困难地区不同层级财政对新型合作医疗投入的职责分工，将大额资金筹集定位在中央、省级和市级财政，县乡财政承担农村合作医疗运作过程中的管理费用与零散支出。

---

① 佚名：《财政部科研所推荐三种农村合作医疗筹资模式》，《领导决策信息》2005年第4期。

三是顺应农民心理，推行反向筹资模式。让农民先出钱，往往会使农民觉得是在"乱收费"。因此，各地应尝试由地方财政先将每人10元钱的补助金筹齐，然后中央财政注入补助金，最后凭着已经到位的各级财政补助资金收缴个人负担部分，让农民感觉到真实可靠。这就需要在合作医疗启动阶段，淡化"谁参保就补助给谁"的观念，参考试点县上年末的实有农村居民人数，先按照每人10元全部给予补助。这种模式有利于引导农民自愿加入农村合作医疗，从而降低基层政府工作难度，也可以降低农村合作医疗的筹资成本，迅速扩大覆盖面。

此外，新近出现的"赣榆模式"，也成为一个降低筹资成本的较好方式。为简单快捷并降低筹资成本，赣榆县采取了"滚动筹资"的方式。在参加合作医疗的农民看病报销时即扣除该户农民下一年度应缴的参合费用。如一位农民全家有3口人，他（她）某次看病花了300元，可以报销100元，在报销时，微机自动扣除他（她）全家下一年度参加合作医疗的费用45元（人均15元），然后给予55元的报销。如果农民第一次看病花的数额比较小，报销部分还不够下一年度的筹资额，可以由多次看病时累计扣除，扣满即止。通过这种方式，85%的参合农民自动"滚动"进入下一年度的合作医疗，而且，这种方式使筹资成本接近于零。据媒体报道，这一筹资方式在国家卫生部组织专家进行了专题调研后，被充分肯定，称之为合作医疗筹资的"赣榆模式"。

以上筹资模式中，除了财政部财科所的第二种模式的目标是降低贫困县的财政负担以外，其他三种模式都是旨在降低向农民筹资的难度和成本。诸如此类的筹资方式的改进，总体来看都在一定程度上降低了向农民筹资的难度，可以说还是比较好的。这些模式从两个方面对现有的模式进行了完善。一是从如何向农民筹资的角度摸索出了一些行之有效的方法，二是对政府补贴如何在各级财政分担以及具体如何分担的问题。但是，这些模式并没有突破新型合作医疗的基本筹资模式，而只是改进了具体的筹资方法，对目前的筹资模式引发的负担不均问题并没有涉及。

目前的新型农村合作医疗筹资采取的是定额筹资的办法，这种筹资方法有标准确定简单、容易操作的优点，但是也存在不同地区、不同收入水平的农民负担不均的问题。对于这个问题，目前的研究还较少触及。新型合作医疗制度的建立是在科学发展观的指导下，统筹城乡经济社会发展、建设社会主义新农村的一项重要举措。这一制度对于缓解农民因病致贫问题有一定作用。当前新型合作医疗的筹资水平和补偿标准还比较低，进一步提高新型农村合作医疗的筹资标准仍然是未来合作医疗发展的一个重要方面。然而，筹资难也是目前农村合作医疗发展的一个重要问题，如果提高筹资标准，筹资的难度将进一步加大，因此，如何建立一个高效、公平及可持续增长的筹资机制是目前合作医疗筹资中亟待解决的一个问题。

我们认为新型农村合作医疗筹资模式的探讨既要看到城乡差距的现实性，又要有城乡均等化的未来预期，应该从公平视角、从统筹城乡发展的角度去把握和解决这一问题。从目前来看，合作医疗筹资包括政府负担部分和农民负担部分的增长，从未来发展看，政府负担部分仍然要继续增加，而农民负担部分则应该进一步细化和合理化。

（一）建立新型合作医疗筹资的稳定增长的财政补贴机制

当前，新型农村合作医疗制度的财政补贴标准的确定还存在很大的不确定性，没有一个科学合理的测算标准。应该像城镇基本医疗的筹资一样，按照财政能力统筹城乡，合理划分财政补贴农村合作医疗的比例，制定一个稳定增长的财政补贴机制。

1. 合作医疗筹资中稳定增长的财政补贴机制对于缩小城乡差距有直接作用

目前，我国城乡居民收入、消费差距巨大，而且还在继续扩大，从缩小城乡差距的角度看，政府加大对新型农村合作医疗的补贴是缩小城乡差距、提高农民收入、扩大农村消费的一个很好的契机和途径。

这几年，在统筹城乡协调发展、科学发展观和新农村建设等一系列方针政策的引导下，国家减免了农业税，加大了对三农的财政投入，但是，财政在农业领域的投入除了 2004 年比重有所上升外，之后随着财政收入增长加快，农业投入的比重又下降了，因此，加大对三农的投入还有很大的操作空间。2003 年以来，我国农民收入增长加快，2003 年农民的人均纯收入增长了5.9%。2004 年增长了 6.8%，是 1997 年以来增长最快的一年，但是城乡收入差距还在继续扩大。2005 年农民收入增幅又有所回落，增长了 6.2%。2006 年，农村居民人均纯收入 3587 元，扣除价格上涨因素，比上年实际增长 7.4%,[①] 但是，仍然大大低于城市居民的收入增长幅度，2004 年、2005 年和 2006 年城镇居民收入增长分别达到了 7.7%、9.6% 和 12%，远高于农民收入的增长幅度。

从实际的收入和消费水平来看，城乡收入和消费的差距就更加明显。如 1998 年城镇居民人均可支配收入 5425 元,[②] 2006 年

---

① 中华人民共和国国家统计局：《中华人民共和国 2006 年国民经济和社会发展统计公报》，http://www.stats.gov.cn/tjgb/ndtjgb/qgndtjgb/t20070228＿402387821.htm。

② 城市居民的可支配收入去掉所得税和社会保障缴费以后的收入。

增长到 11759.45 元，农村居民 1998 年人均纯收入是 2162 元，2006 年增长到 3587.04 元，城乡人均收入差距从 1998 年的 3263 元增长到 2005 年的 7238 元，城镇居民收入是农民收入的 3 倍多，2006 年，这种差距进一步拉大。城镇居民不仅工资收入比较高，还有隐性收入和实物收入以及各种补贴和福利待遇，所以城乡之间实际的收入差距更大，有的人测算为 6:1。城乡居民的消费差距也在继续拉大，城镇居民 1998 年人均消费支出是 4332 元，2006 年增长到 8696.55 元，农村居民 1998 年人均消费是 1590 元，2006 年人均消费达到 2829.02 元，城乡消费差距 1998 年是 2742 元，2006 年扩大到 5867.53 元（见表 8-6）。

表 8-6　城乡收入、消费水平比较

单位：元

年份 指标	1998	1999	2000	2001	2002	2003	2004	2005	2006
城镇居民人均 可支配收入	5425	5854	6280	6860	7703	8472.2	9422	10493	11759.45
农村居民人均 纯收入	2162	2210	2253	2366	2476	2622.2	2936	3255	3587.04
收入差距	3263	3644	4027	4494	5227	5850	6486	7238	8172.41
城市居民人均 消费支出	4332	4616	4998	5309	6030	7901	7182	7943	8696.55
农村居民人均 生活消费支出	1590	1577	1670	1741	1834	2103	2185	2555	2829.02
消费差距	2742	3039	3328	3568	4196	5798	4997	5388	5867.53

资料来源：历年《中国统计年鉴》。

2. 从当前拉动内需的角度看，增加合作医疗的财政补贴是拉动内需的最直接有效的途径

从支出法国民生产总值的构成看，农村居民消费在 GDP 中的比重从 1978 年的 30.31% 下降到 9.56%，下降了 2/3 多，而同期乡村人口则从 82.08% 下降到 56.1%，比重下降不到 1/3，城乡之间消费的巨大不平衡可见一斑。在最终消费中，农村居民消费所占比重从 1978 年的 48.81% 下降到 2006 年的 19.16%，城镇居民消费所占比重从 1978 年的 29.79% 上升到 2006 年的 53.43%。56% 的农村人口占有不到 20% 的消费，这是当前我国农村居民消费的基本现状（见表 8－7）。

表 8－7　1978～2006 年我国的最终消费、城镇居民和农村居民消费状况

单位:%

年份	最终消费率	GDP			最终消费		
		政府消费率	农村居民消费率	城镇居民消费率	政府比重	农村居民比重	城镇居民比重
1978	62.1	13.29	30.31	18.5	21.40	48.81	29.79
1980	65.4	14.45	31.39	19.56	22.09	48.00	29.91
1985	65.7	13.47	33.27	18.96	20.50	50.64	28.86
1990	62	12.28	27.99	21.73	19.81	45.15	35.05
1995	57.5	11.44	22.66	23.4	19.90	39.41	40.70
2000	61.1	13.08	21.51	26.51	21.41	35.20	43.39
2001	59.8	13.22	20.59	25.99	22.11	34.43	43.46
2002	58.2	12.92	19.7	25.58	22.20	33.85	43.95
2003	55.4	12.13	17.91	25.36	21.90	32.33	45.78
2004	53	11.55	16.79	24.66	21.79	31.68	46.53
2005	51.8	14.09	10.18	27.53	27.20	19.65	53.14
2006	49.9	13.67	9.56	26.66	27.39	19.16	53.43

资料来源：历年《中国统计年鉴》。

我国发展最不平衡的是城乡之间，缩小城乡之间的收入和消费差距是弥合全社会贫富差距的最重要的方面。当前，扩大国内消费主要应该放在扩大农民的消费上来，这是很多人的共识。现在有了种粮补贴、生猪补贴等惠农性的财政补贴，但是考虑到农民增产不增收，有时生产提高了，农产品价格上不去，很难增

收。这些补贴的目标是增加农民的生产，虽然农民也得实惠了，但这种实惠还是间接的，还要和增收联系起来。农民社会保障水平低、社会负担重严重抑制了农民的生活消费，如果我们能把有限的财力集中在最需要的和最有效的地方，如增加农村合作医疗补贴，提高补偿标准，似乎更有效率。

3. 缩小城乡收入差距必须增加国家对农民的社会保障投入

目前城乡居民社会保障水平差距巨大，这方面的转移性收入差距巨大。按照国家统计局的数据，2007 年，城镇居民的转移性收入是 2898.66 元，农村居民的转移性收入是 180.78 元，城镇居民的转移性收入是农村居民的 16 倍。有学者使用总量信息计算了 1978～1997 年城镇居民的非工资性收入（住房补贴、医疗补贴和其他没有统计到家庭收入中的补贴，以及单位发放的实物），最后估计到一个"隐蔽收入"。结果显示，非工资收入在城市居民可支配收入中占一个很大的份额，1978 年约为 24%。尽管以后稳定地降低，1997 年这部分仍然占到全部收入的 15%。[1] 而农民能够获得的各类政府补贴则非常有限。再以 2005 年为例，在农村居民人均转移性收入中，最高的是上海地区，人均为 855.95 元，最低的是广西，人均 52.06 元，两者相差近 15.4 倍；在城镇居民的人均转移性收入中，最高的是北京市，人均达 5462.85 元，转移支付收入最高的北京市城镇居民是转移性支付收入最低的广西壮族自治区农村居民的 102.3 倍，远远超过农村内部和城镇内部的最高比率。[2] 财政的转移性支付更多地流向了城镇居民，二次分配进一步拉大了城乡居民之间的收入差距。

---

[1] 蔡昉、杨涛：《城乡收入差距的政治经济学》，《中国社会科学》2000 年第 4 期。

[2] 夏锋：《增加群众财产性收入是缩小贫富差距的重要举措》，《思想工作》2008 年第 3 期。

这两年虽然中央财政针对农民的转移性支付在增加，但是应该看到，各级财政对农村的转移性支付占财政支出的比例还非常小，城乡转移性收入差距大于总收入的差距，转移性支付在继续拉大城乡收入差别，这与试图缩小城乡收入差别的努力是背道而驰的。从缩小城乡收入差距的目标来看，必须进一步加大对农民的转移性支付，所以，增加对参合农民的补贴是非常必要的。

4. 从我国的财政能力来看，政府补贴仍然有很大的提升空间

按照"增加补助、全面覆盖、巩固提高"的总体要求，从2008年开始，中央财政对中西部地区参合农民按40元给予补助，并对东部地区按照一定比例给予补助。计划单列市和有农业人口的市辖区也全部纳入中央财政补助范围。2008年新农合中央财政补助资金246亿元。自2003年新农合制度建立以来，中央财政补助资金逐年快速增加，已累计拨付415亿元。① 这个数字反映了中央政府对新型农村合作医疗制度的大力支持，但是同时，我们也要看到，这一力度还不够，还难以扭转保障制度在拉大城乡差距方面的效应。

目前，增加对农民的医疗保障的财政投入还有很大空间。从我们的财政能力来看，这些年，我国财政收入以平均16%的速度增长，2007年，我国财政收入已经突破5万亿，2008年上半年达到了6万亿。根据卫生部数据，2007年，全国卫生总费用达11289.5亿元，人均卫生费用854.4元，卫生总费用占GDP的4.52%。2007年卫生总费用中，政府、社会和个人卫生支出分别为20.3%、34.5%和45.2%，推算下来，2007年政府卫生支出应该在2291.769亿元，截止到2008年9月底，全国新农合本年度已筹资710.0亿

---

① 孔令敏：《中央财政今年下拨新农合补助资金246亿元》，《健康报》2008年7月20日。

元，其中：中央财政补助资金 246.1 亿元，地方财政补助资金
340.7 亿元，农民个人缴费 118.3 亿元。2008 年是新农合的财政补
贴最多的一年，算起来也只有 586.8 亿元，只占 2007 年政府卫生支
出的 1/4，占财政收入的比重不到 0.98%，而农村户籍人口占总人
口的比重仍然高达 70% 多。[1] 所以，从宏观结构看，农民所享受
的财政补贴仍然与其人口结构很不相称，要扭转这种结构失衡，
财政还要进一步加大对农民的医疗保障补贴。

从消费结构看，2007 年城镇居民人均医疗保健支出是 699.09
元，占生活消费支出的比重是 6.99%，在农村居民消费结构中，
人均医疗保健支出达到了 210.24 元，占其生活消费支出的比重是
6.52%，占现金消费支出的比重高达 7.60%。而在一些发达国
家，除了美国非常高之外，其他居民消费结构中医疗保健的支出
比重只有 5% 左右（见表 8 - 8）。

表 8 - 8　一些经济发达国家的居民消费结构

项　　目	食品	衣着	居住	医疗保健	教育	交通通信	其他
美国的消费结构（2006）	6.86	4.56	17.45	18.99	2.60	13.02	36.52
日本的消费结构（2005）	14.66	3.57	24.51	4.38	2.27	14.0	36.61
韩国的消费结构（2006）	15.07	4.50	17.21	5.24	6.28	16.60	35.1
墨西哥的消费结构（2004）	24.38	3.05	13.41	4.67	3.85	18.99	31.65
我国城镇居民的消费结构（2006）	35.78	10.37	10.40	7.14	13.83	13.19	9.29
我国农村居民的消费结构（2006）	43.02	5.94	16.58	6.77	10.79	10.21	6.69

资料来源：《中国统计年鉴》及中华人民共和国国家统计局网站国际数据整理。

在农村居民消费结构还刚步入小康水平的情况下，医疗保健

---

[1]　在《中国统计年鉴》中，城乡人口统计按照居住地统计了，没有户籍之分
了，但是城乡居民权利的获得却仍然是以户籍为准则的，当前城镇户籍与农
村户籍人口的确切比重统计年鉴上没有，笔者根据 2005 年 1% 人口抽样数据
计算结果，农村户籍人口所占比重是 73.3%。

支出的比重过大，负担沉重。因此，从农民的消费结构看，医疗保健支出比重过高也是不合理的，必须通过医疗保障制度的转移支付来调整这种不合理的结构，降低其医疗保健支出比重。

（二）农民缴费标准的确定应关注不同收入群体的缴费能力差异

目前，从我国农村发展的不同水平来看，现在的农村有三个主要的类型。

第一类是已经完全城市化和工业化的农村。这类农村的居民已经完全脱离了农业，收入和消费也非农化了，只是在身份上还保留着农民的身份。这类农村主要在东部和南部工业化和城市化程度比较高的发达地区。随着城市化和工业化，这些地区的一些农村土地被征用而非农化，一些农村的土地不是种庄稼而是种房子，大量的工厂、企业以及住宅占用了农田。这类农村一般都有一定的集体经济，在没有推行新型农村合作医疗以前，村集体也已经为农民提供了一些社会性保障，有的农村医疗保障的标准甚至高于新型农村合作医疗的标准。我们在广东、浙江、北京等地调研时，均有这类现象。对于这类农村，农民的医疗保障需求水平较高，也有能力承担较高水平的缴费，所以，把这些农民的合作医疗逐渐纳入城市医疗保障体系是完全可能的。如在北京、上海等经济比较发达的农村地区，农村农民的收入水平比较高，筹资也比较容易。一方面是因为这些地方的农民收入来源基本上是非农收入，收入较稳定；另一方面，在这些地方，由于集体经济的实力也比较强，很多农民应缴的费用实际都是集体出资，这也是这些地方合作医疗筹资比较容易的一个重要因素。这些地方新型农村合作医疗的筹资标准可以提高，甚至可以逐步实现城乡一体化的医疗保障。如广东的佛山市已经实行了城乡一体化的居民医疗保险，浙江省义乌市的城乡统一的大病医疗保险制度，上海市的"小城镇社会保险制度"中的大病医疗保险部分已经在城乡医疗保障制度衔接方面先行一步。

第二类是那些非农化程度较高，但是职业还没有完全非农化，生活也没有城市化的农村。这些地区的农村，人均土地很少，农民的主要收入来自非农产业。这些地区的农村与城市还有很大差距，但是比主要靠务农为生的农民收入水平高。这些地区可以采取更加灵活的筹资方式。农民可以根据自己的意愿选择不同的医疗保障，既可以选择加入新型农村合作医疗，也可以选择加入城市的职工基本医疗保障，特别是那些从事比较稳定的非农职业者，应该允许他们加入城市的职工基本医疗保障。这一类地区比较杂，标准也不必统一。

第三类是以农业为主的农村。这些地区农民主要依靠农业来生活，非农收入不稳定。这类农村也是收入水平比较低的农村。在我国，以农业为主的农民穷，以农业为主的农村穷，以农业为主的县也都比较穷。这些地方新型农村合作医疗缴费比较难，政府投入大量的人力、财力、物力，搞宣传发动，仍有少数群体因为没有能力缴费而不能参加。在这类地区，从农民那里收取10元的成本很高，如果继续提高筹资标准，筹资难度更大。对于这类地区，国家应该进一步加大财政补贴和转移支付的力度，扩大减免缴费范围，让更多的农民享受减免缴费。这种补贴一方面能够有效地减少合作医疗筹资的难度，另一方面可以缩小地区差距和贫富差距，提高医疗保障的公平性。

由于我国各地发展很不平衡，合作医疗的缴费标准、缴费模式可以多样化，对于中西部比较贫困的农村地区，减免农民的缴费也是完全合理和可行的。减免的缺口可以由中央财政增加补贴，而东部地区地方财政力量是比较雄厚的，中央政府给政策即可，各地方可以根据自己的财力自行决定农民如何缴费或者是否需要缴费。实际上，有的地方已经实行了农民免费的新型农村合作医疗，如自 2008 年起，广东省蕉岭县 15.4 万农业户籍人口已经免缴新型农村合作医疗个人缴费部分，而由县财政统筹解决。①

有人担心，农民不缴费，免费医疗会导致农民滥用医疗资源。实际上，这个问题不是最重要的问题，这种情况一方面可以从农民的消费习惯因素来解释，另一方面也可以从经济层面来控制。对农民来说，每一分钱都来之不易，让他们拿 10 元钱参保难，让他们拿钱去看病也难，农民看病很大情况下是不能再拖了才去，没有病是不会随便去拿药的，民间甚至还忌讳说"病"之类的事情。从目前的报销看，平均报销比例也就 30% 左右，农民如果经济不宽裕，即使有合作医疗报销，花费也是很大的，所以不会为了套取 30% 政府补贴而去花费 70%，但是如果让他们交10 元，不看病则会有吃亏的感觉。从经济层面来说，通过调整补偿比例和补偿范围很大程度上可以控制农民的医疗消费行为，如起付线、自负比例和补偿范围的调整都可能影响农民对看病的选择。

有人可能认为取消农民的新型合作医疗缴费就等于给农民提供免费的医疗服务，这不符合医疗保险的原则。对于这个问题，从另一个角度看则不是太大的问题。因为医疗保障的原则是按需保障，而非按照能力保障，在我国城乡收入差距巨大、地区收入

---

① 黄定锋：《广东农民 2008 年参加新型农村合作医疗免缴费》，《中国财经报》2008 年 1 月 22 日。蕉岭县是一个欠发达的地区，2006 年，县地方财政一般预算收入仅有 1.34 亿元。本应由个人缴费的每人每年 10 元的农村合作医疗部分、封顶报销费用高达 3 万元的好事仍有近 15% 的贫困人没有享受。为减轻农民的负担，2007 年 9 月底，蕉岭县通过全面调研分析，在县财政资金比较困难的情况下，作出了从 2008 年 1 月 1 日起全县农业户籍人口的合作医疗个人缴费部分均由财政统筹缴纳的决定。

差距巨大的情况下，为一部分相对贫困的农民减免医疗保障缴费，是符合医疗公平的原则的。当然，对东部比较富裕的农民，如果免费则显失公平。所以，新型农村合作医疗缴费政策并不能一刀切，而应该采取分层的模式。

（三）防止逆向选择，在减免较低收入阶层农民缴费同时，变自愿为强制

要实现普遍保险就必须对第一类人（无力支付保费者）发放补贴，第二类人（有支付能力不愿投保者）采取强制手段，如果既不发放补贴又不采取强制手段，没有一个国家能实现普遍保险。[①] 新农合采取的是自愿参加的原则，采取自愿的原则最主要的原因是为了避免增加农民的负担，这样不可避免地会产生逆向选择问题。这从前面的回归分析也可以看出来，医疗负担越轻的家庭，越倾向于承受较低的缴费水平，不愿花太多的钱为他人埋单。

但是如果能够对农民进行分层，对收入水平相对较低的农民进行减免，就不会过度增加农民负担。现在，很多地方也减免了贫困户的缴费，但是一个现实的问题是大多数农民的收入水平还非常低，即使按照我们的贫困标准不属于贫困户者，其收入也非常低，现在的缴费水平对他们仍然有压力。所以，要扩大减免群体的范围，如果能够对农村和农民进行分层，对低收入的20%甚至更高比例进行减免，或者对以农业为主的农民减免合作医疗缴费，然后变自愿缴费为强制缴费，实行全面医保，就可以防止逆向选择，也不会对大多数农民造成负担。

---

① 〔美〕维克托·R. 福克斯：《谁将生存？健康、经济学和社会选择》，罗汉等译，上海人民出版社，2000，第185页。

第九章 新型农村合作医疗补偿模式
与农民医疗服务可及性

2003 年新型农村合作医疗制度试点以后，迅速在全国推广，2008 年基本实现了全覆盖。随着新型农村合作医疗制度的实施，越来越多的农民加入了合作医疗。根据 2007 年卫生部公报，截止到 2007 年底，全国已有 2451 个县（区、市）开展了新型农村合作医疗，参合农民 7.3 亿人，参合率为 86.2%。2007 年全国新农合基金支出 346.6 亿元，补偿支出受益 4.5 亿人次（2007 年我国卫生事业发展统计公报）。合作医疗补偿在一定程度上减轻了农民的医疗负担，但是补偿政策不同，补偿发挥的社会效果也有很大差别。

一 新型合作医疗的主要补偿机制和方法

全国各地在执行中央相关新型农村合作医疗政策时，其缴费水平、报销标准、补偿模式都不尽相同。在实际运作中，新农合的补偿主要有以下几种模式。一是单纯住院补偿，指对参合农民的住院费用按照一定比例补偿。二是"住院 + 门诊大额"，指除提供住院补偿外，还对门诊大额医疗费用或者部分重大疾病的门诊提供补偿。三是"住院 + 家庭账户"模式，指除住院补偿外，还将农民缴纳的部分或者全部合作医疗费以家庭为单位建立家庭账户，用于家庭成员门诊费用的补偿。四是"住院 + 门诊统筹"

模式，指除住院补偿外，还对门诊费用按照一定比例补偿。五是"住院＋家庭账户＋门诊大额"模式，指除住院补偿外，门诊资金一部分为家庭账户，一部分对大额门诊费用补偿。[①]

　　第一种模式的优点是具有较强的抗风险能力，对防止"因病致贫、因病返贫"具有一定的作用，且管理比较简单。缺点是受益人群面小，持续发展有一定困难。目前正逐渐被其他模式代替。第二种模式关注到一些不需要住院，但需要长期吃药的特定慢性病病人。其优点是扩大了受益面，提高了模式发展的可持续性，可以切实解决农村居民的看病难问题，也可以有效提高资金的使用效率。第三种等于把农民交的钱由合作医疗管理，但是又交给农民支配，这打消了农民交钱"怕吃亏"的心理，但是在一定程度上也消解了医疗保障的互助功能，农民缴费这一块起不到保险的作用。第四种住院和门诊统筹模式是将补偿资金分为两块，一块用于补偿住院，另一块用于补偿门诊小病，但一般情况下门诊补偿资金不得大于住院补偿资金。这种模式继承了住院与门诊大病补偿模式的优点，又涉及了门诊统筹，进一步扩大了受益面。缺点是两块资金的分割比例难以掌握。一般来说，住院补偿要保持主导地位，太少实现不了"新农合"制度的初衷，大病得不到充分的补偿；同时门诊补偿也不能过低，否则会流于形式，农民不能从中受益，陡然增加了工作量和管理成本。第五种模式设计得更为复杂，综合了第二、三种模式。这种模式的优点是关注了农民各方面的需求，但是在筹资水平比较低的情况下，有限的合作医疗资金要照顾各方面的医疗需求并不容易，没有重点也就更难以解决主要问题。

---

① 新型农村合作医疗试点工作评估组：《发展中的中国新型农村合作医疗》，人民卫生出版社，2006，第69~70页。

但是这些模式仍然不能涵盖全部，就我们调查的三个点来看，还有其他的模式。在我们所调查的三个县级行政单位中，W县是住院和门诊统筹模式，X县是住院和特殊门诊模式，这里和门诊大额又有所不同，门诊大额是指门诊花费比较多的情况，而这里的特殊门诊是指由县合作医疗管理机构具体规定的几类疾病：如生孩子、动物咬伤以及其他几类特殊疾病；C区是大病＋基本医疗统筹模式，其中大病又属于住院＋门诊大额。W县是学者们已经总结的模式，X县和C区的模式则不同于上述五种模式。特别是C区，差别较大，C区的这一模式是把新型合作医疗分为两部分，一部分为大病统筹，一部分为基本医疗统筹。大病统筹在全区范围内统筹，主要补贴5000元以上（2008年降低为4000元）的大病住院和门诊大额；基本医疗主要保障5000元以下的住院和门诊，基本医疗实行区办乡管，在乡镇层次统筹，不同经济条件的乡镇统筹标准有所不同。由于这一模式在具体运作上大病和门诊是分别统筹的，所以从大病统筹的补偿模式来看，它与上述住院和门诊大额的补偿模式又有相似之处，所以也可以把它看作住院和门诊大额的补偿模式，而基本医疗统筹相对独立于大病统筹。

由于补偿模式不一样，各地参合人员受益水平和受益面也有很大差异。而且，即使补偿模式大致一样，如果具体补偿目标和政策有差别，也会使实际补偿结果大相径庭。从总体的情况而言，新农合补偿大大提高了农民一般疾病的可及性，但是对大病的可及性影响较小。

二　不同补偿模式下实际补偿的总体情况

新型农村合作医疗制度实施目标定位为保大病，解决农民因病致贫和因病返贫问题。补偿政策规定在实际操作中，主要体现在保门诊还是保住院上。就住院来看，虽然政策的目标是使减少大病致贫现象，使农民能够看得起病，但是在实际操作中，不同的补偿模式，大病补偿的比例结构有一定差别。

为了扩大受益面，吸引农民参加合作医疗，通过保门诊扩大受益面是很多地方政府愿意采取的补偿模式，在筹资水平一定的情况下，门诊补偿和住院补偿比例分割到底如何还是比较难的。从我们在三个地方调查的情况看，X 县属于住院和特殊门诊，其受益率较低，W 县属于住院和门诊统筹模式，没有起付线，受益率较高，C 区属于大病和基本医疗统筹模式，基本医疗也没有起付线，门诊和小额住院都能报销，受益率也比较高，大病补偿的比例也很高。

对于有限的资金来说，大病/住院和小病/门诊的资金比例如何分割是个非常重要的问题。从三个调查点来看，住院和特殊门诊的补偿模式中，住院补偿支出占补偿资金的比例最高，达到96.4%，但是，与其他两者相比，保大病和特殊门诊受益率也是比较低的，只有7.3%。其他两种模式中，住院和门诊二者的分割比例差别较小，在住院和门诊统筹模式中，住院补偿支出比例略高于门诊，大病和基本医疗模式中，基本医疗支出比例高于大病补偿比例（见表 9 - 1）。

表 9 - 1　2007 年 3 个区（县）合作医疗资金补偿住院（大病）和补偿门诊（小病）资金比重

单位：万元,%

区　域	总额	门诊	住院	门诊所占比例	住院所占比例
X 县（住院和特殊门诊）	2146.73	77.36	2069.37	3.60	96.40
W 县（住院和门诊统筹）	1602.4	757.00	845.4	47.24	52.76
C 区（大病和基本医疗）	3705.57	2219.68	1485.89	59.90	40.10

资料来源：本课题组调查数据。

不同补偿模式的受益率差别较大。从表9-2三地的情况看，"住院和特殊门诊"的受益率最低，总受益率只有7.3%，"住院和门诊统筹"模式和"大病和基本医疗"模式的受益率较高。"住院和特殊门诊"模式虽然总体受益率低，但是住院受益率却大大高于后两者，这实际上涉及只补偿住院带来的过度使用医疗资源的问题。"住院和特殊门诊"模式中住院的比例明显高于"住院和门诊统筹"中住院的比例，前者占参合人口的5.6%，后者占参合人口的3.98%，第三种只补贴大病（门诊和住院花费在一定数额之上）的模式中，大病的比例是2.84%，又低于前两者的比例。在只补住院和特殊门诊的模式中，一些不需要住院的疾病也转化为住院治疗了，从实际调查看，这些住院患者的住院花费额度并不大，不及慢性病在门诊治疗的花费，所以这里只报销住院对患者的不合理诱导情况是存在的。由此可见，不同补贴模式的受益人群是存在很大差异的。

表9-2 2007年3个区（县）合作医疗受益情况

区 域	参合人数（人）	受益人次（人次）	住院（大病）受益人次（人次）	住院（大病）受益率(%)	总体受益率(%)
X县（住院和特殊门诊）	895558	65700	50169	5.6	7.3
W县（住院和门诊统筹）	314060	440619	12513	3.98	140.30
C县（大病和基本医疗）	128057	130314	—	2.84	310.33

资料来源：本课题组调查数据。

补偿水平是农民最终获得多少实惠的最终体现，它受筹资水平的限制，也与补偿模式有关。从 3 个调查点具体的补偿来看，3 种补偿模式的总体补偿水平有很大差别，但是补偿比例的差别要小一些。从总体上 X 县和 W 县筹资水平相近，2007 年筹资水平分别是 50 元和 51 元，具有一定的可比性。总体来看，前者受益率低但是补偿比例高，后者受益率高，但是住院的人均补偿水平低。

表 9 - 3   2007 年 3 个调查区（县）门诊和住院花费的补偿比例

单位：%

区　　　域	筹资水平	门诊补偿比例	住院补偿比例（总费用）	住院补偿比例（保内费用）
X 县（住院和特殊门诊）	50	26.9	25.46	33.95
W 县（住院和门诊统筹）	51	28.75	22.33	31.11
C 区（大病和基本医疗）	155	—	31.62（大病）	38.12

资料来源：本课题组调查资料。

从不同补偿模式中住院补偿资金在不同费用阶段的分布看，X 县的补偿模式主要是住院，按照规定，医院级别越低，起付线越低，报销比例越高，在这一政策的引导下，其住院补偿资金的 43% 都集中在 4000 元以下的补偿上。而在 C 模式中，由于其定位是保大病，所以，住院补偿资金主要集中在万元以上的大病补偿上，其中对花费 5 万元以上患者的补偿占资金补偿的 50%（见图 9 - 1）。当然，由于两地物价水平的差异，绝对数的比较意义不大，但是从相对趋势来看，前者补偿资金主要流向较低花费的患者，后者的补偿资金则主要流向较高花费的患者，这是两个补偿政策最显著的和本质的差别。

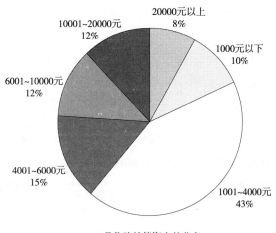

X县住院补偿资金的分布

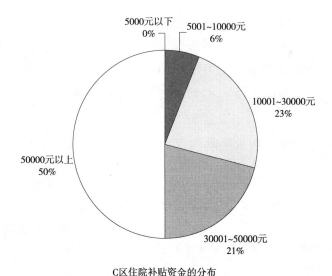

C区住院补贴资金的分布

图 9 - 1　不同住院补偿模式的补偿资金分布

三　不同补偿模式下的补偿公平性分析

农村大多数地区长期以来一直处于没有医疗保障的状态，所以人们对新型农村合作医疗这样的好事总是有所疑虑，为了获得农民的信任，很多地方政府希望通过扩大受益面来扩大影响，赢得信任，所以补偿面宽，补偿比例偏低也是在所难免，有的地方为了基层卫生院的发展，大病补贴向基层倾斜；也有的地方补贴政策就是定向瞄准大病，补偿尽量向大病倾斜。这些补偿政策的不同取向造成了补偿结果的差异。这里主要看两个不同的大病补偿政策所带来的补偿结果差异。

下面两个区域均是补贴大病和特殊门诊。一个是农业县，筹资标准低，补贴主要引导农民基层就诊。大病补偿的政策具体如下：住院补偿的起付线和补偿比例在不同级别的医院有差别，并实行动态地调整。五保户住院治疗，不论何种级别的定点医院都不设起补线，所住县内各级定点医院必须减免医药费总额的20%。住院补偿是住院医疗费用减去起付线，再减去自负项目以后，按照一定的比例补偿，对于按照合作医疗补偿规定就医发生的医疗费用，2007 年其补偿标准如表9－4 所示。

表 9－4　X 县合作医疗的起付线和补偿比例

单位：元,%

补偿标准	乡镇定点医院	县级定点医院	市级及以上医院	
起付线	100	300	800	800
补偿比例	55	45	30	20

资料来源：本课题组调查数据。

另一个是北京的郊区农村，该区工业化程度比较高，筹资标准高，新农合保障分为基本医疗保险和大病统筹两部分，分别筹资和管理，原则上基本医疗主要保门诊和 5000 元以下的门诊，但是统筹层次低，以乡镇为单位统筹，各乡镇的筹资标准和补偿标准都不一样。大病统筹主要是针对 5000 元以上的住院和特殊门诊，以区为单位统筹，其补偿政策如下。

住院及特殊病门诊费用 5000 元以上部分实行由乡新型农村合作医疗管理委员会办公室初审后统一上报到区医保中心复审核准，由社保中心支付。住院和特殊病（特殊病指肾透析，肾移植术后抗排异治疗，恶性肿瘤门诊放、化疗）所发生符合规定范围的费用首先扣除自费部分，发生费用在 5001～30000 元（含 30000 元），报销比例为 50%；30001～50000 元（含 50000 元），报销比例为 60%；50000 元以上部分，报销比例为 70%。非定点医院住院报销标准在以上分段报销标准的基础上降低 10%。个人年累计最高支付额 5 万元。学生年累计最高支付额 6 万元。

两地在经济发展水平、农民生活水平方面都有很大差距。前者是一个农业县，后者是一个经济实力比较雄厚的城市郊区，另外，还有一个较大的差别就是前者农村卫生事业相对落后，后者地处北京郊区，有便利的交通和良好的医疗服务系统可以利用。虽然从两地医疗消费的绝对水平和补贴的绝对数上没有可比性，但是其补贴模式和具体政策差异所带来的相对差异效果却是我们探讨公平补偿的基础。

从两个县级单位的住院补偿来看，C 区大病补偿主要补偿花费在 5000 元以上的住院和特殊门诊，从大病补偿的情况看，按照患者花费的不同区间来看，2007 年其大病补偿比例如表 9 - 5 所示，除了少数 5000 元以下门诊花费补贴标准在

48%左右外，其住院花费的总体补偿是花费越高，补偿比例越高，50000元以上的大病，补偿比例最高，达到了总费用的37.21%，保内费用的50.98%，补偿向高医疗费用支出者倾斜，有力减轻了大病造成的经济负担。

表 9 - 5　C 区大病不同花费段的补偿比例

单位：人，%

费用分段	总费用			保内费用		
	平均补偿比例	人数	标准差	平均补偿比例	人数	标准差
5000 元以下	48.34	8	5.22	48.00	10	18.14
5001~10000 元	13.10	1006	7.15	14.24	1113	7.60
10001~15000	25.12	444	7.55	29.22	419	4.12
15001~30000	31.73	424	7.90	37.22	468	5.57
30001~50000 元	34.45	272	9.36	44.91	280	4.06
50000 万元以上	37.21	312	11.06	50.98	176	6.14
总体平均	23.99	2466	12.73	27.39	2466	14.63

资料来源：本课题组调查数据。

而 X 县的情况相反，补偿主要集中在低花费阶段。从表 9 - 6 可以看出，X 县的补偿比例较高的是 1000 元以下费用段，总费用在 1000 元以下的补偿比例达到 37.14%，保内费用在 1000 元以下的，补偿比例达到了 39.47%。而费用越高，补偿的比例却越低，总费用在 20000 元以上者，平均补偿比例只有 14.74%，保内费用在 20000 元以上者，平均补偿费用也只有 25.49%。花费越高，补偿比例越低。这样，新农合补偿对大病患者的支持作用就非常有限，有的患者治病花了 20000 多元，保内费用只有几十元，无法解决农民看不起大病的问题。

表 9 – 6 X 县大病不同花费段的补偿比例

单位：人, %

费用分段	总费用			保内费用		
	平均补偿比例	样本量	标准差	平均补偿比例	样本量	标准差
1000 元以下	37.14	17556	10.21	39.47	19467	10.61
1001～4000	31.39	26441	12.76	35.57	27689	13.28
4001～6000	27.74	4493	11.50	34.37	3276	11.06
6001～10000	24.20	2639	10.82	33.89	1953	10.09
10001～20000	21.07	1668	9.36	31.63	949	8.21
20000 元以上	14.74	664	6.45	25.49	129	9.44
总体平均	32.09	53461	12.48	36.76	53463	12.24

资料来源：本课题组调查数据。

按照世界卫生组织的标准，"当一个家庭一年用于医疗的支出大于家庭总收入的 40%～50% 时即可称之为灾难性卫生支出家庭"。根据当地统计局数据，X 县当地农民 2007 年人均可支配收入是 4572 元，以平均家庭人口 3 人计算（实际上农村家庭平均人口可能大于 3 人），家庭年收入 13716 元。所以，从这个标准出发，假设上述家庭中一个家庭 2007 年住院 1 次来看，4000 元以下的花费低于人均年可支配收入，处于灾难性卫生支出之下。从表 9 – 6 可见，目前 4000 元以下费用段的补贴标准较高，接近 35%。这个支出水平的住院花费对家庭生活造成的影响不太大，不会造成灾难性的影响，加上合作医疗的补贴，疾病负担有较大的减轻。4000～6000 元这个费用段已经到了灾难性卫生支出的边缘，6000 元以上医疗费用支出属于灾难性卫生支出了，而这个费用段的补偿比例就比较小了，难以起到减轻大病负担的作用。C 区 2007 年人均年收入 11941 元，所以 14000 元以下不属于灾难性卫生支出，14000 元以上则达到了灾难性卫生支出的标准。从补偿看，该地 15000～30000 元费用段，总费用补偿比例达到了 31% 多，保内费用补偿比例达到了 37.22% 以上，而且花费费用越高补偿比例越高，50000 元以上者达到了 50%，所以，新农合补偿对减轻医疗负担的作用还是非常突出的。

从大病补偿的人员分布来看，如图 9-2 所示，在 X 县，补偿人口主要集中在 4000 元以下，比例占总补偿人次的 83%；而在 C 区大病补偿人口中，花费在 10000 元以下者为 41%，15000 元以下者共计 56%，较高花费段的人员比例大一些。就灾难性卫生支出来看，X 县灾难性卫生支出患者的比重约占获得大病补偿人员的 9%，占参保人员的 0.56%（总费用在 6000 元以上的 4971 人/参保人口 895558 人）；C 区灾难性卫生支出患者的比重约占大病补偿人员的 40.88%，占参保人员的 0.79%，C 区属于灾难性卫生支出的患者比重更高一些。灾难性卫生支出虽然涉及的人员比例不大，但是它对农民家庭所造成的影响却是非常深远的。从需求角度看，这个群体应该更需要新农合补偿的支持。

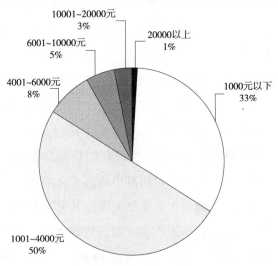

X县大病补偿中不同费用段的人员比例

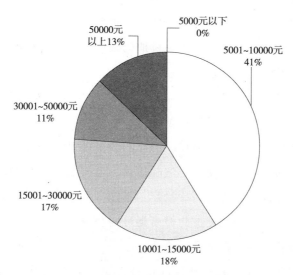

C区大病补偿中不同费用段的人员比例

图 9 - 2　X 县和 C 区大病补偿中不同费用段的人员比例分布

　　X 县更能代表广大中西部地区的一般情况，C 区则是经济发达地区较好的农村的一个范例。因此，像 W 县，其合作医疗管理水平和大病补偿水平又都较 X 县差一些。而且，从我们了解到的情况看，该县的大病补偿也是和 X 县一样是一个逆向的补偿分布，即花费越多，补偿比例越低。而由于 W 县还不是电脑联网的管理，不能给我们提供完整的 2007 年的报销名单，所以不能按照个人的花费段来分析资金流向，但是从分医院级别的资金流向看，其住院资金中有 1/3 流向乡镇卫生院，40% 流向县级医院，而这两级医院的次均住院费用分别为 1520.32 元和 2759.47 元，由此可以判断，该县的住院补偿资金也是集中在 4000 元以下花费的补偿上。住院总花费在 6000 元以上的平均补偿比例不足 1/4，而且起付线和自负比例也比较高。按照这个比例，假设农民住院花费 1 万元，自己负担的数额要达 7000 ~ 8000元，这个负担还是比较沉重的。由此可以看出，对于大病而言，如果家庭没有能力负担较大数额的自负部分，农民就很难进行有效治疗。因此，对于大多数农村地区来说，目前合作医疗对农民的大病可及性的提高还是比较有限的。

补偿模式和补偿标准对居民的就医行为有很强的引导作用。从补偿模式来看，如果只补贴住院，有经济实力的小病患者，可能会为了保险而在不必要住院治疗的情况下进行住院治疗，经济能力较差的患者，即使需要住院治疗，也可能因为报销门槛的限制而无力住院，而进行门诊治疗，不能享受合作医疗的好处。从补偿标准来看，补偿标准的提高则可能释放农民的医疗需求，使得原来拖着的疾病能够及时治疗。

根据我们的调查，补偿政策对农民的就医行为的引导作用是非常明显的，如表9-7所示，在X县，其补偿模式是保住院和特殊门诊，所以住院报销的比例较高，2006年平均比例达到47%。一定的报销比例在很大程度上提高了农民的医疗可及性，也刺激了农民的住院需求。从三年的数据看，X县农民住院率对报销比例有非常强的敏感性。X县2006年住院人次的迅速提高，与实际补偿比例的调整有很大的关系。如果计算相关系数的话，二者相关系数是0.966，高度相关。但是由于年限比较少，这种趋势是否存在还需要从长期进一步分析。W县的报销情况只有两年，但是补偿比例的提高与入院人次的变化是同向的。这说明，住院补偿标准的变化会给人们的就医行为带来非常明显的变化，住院补偿标准的提高在很大程度上引导着人们的就医行为，补偿标准每提高一定比例，参保人员中住院人次也相应地提高了。所以，新型农村合作医疗的补助提高了农民住院看病的比例，在一定程度上提高了农民的医疗服务可及性。

表 9 - 7　X 县和 W 县的参合情况和合作医疗出院人次、补偿标准的关系

县	年份	参合率（%）	参合人口（人）	合作医疗出院人次（人次）	住院实际补偿比例（%）	出院人次占参合人口（%）
X 县	2005	46.35	418287	17950	31	4.29
	2006	74.79	674982	46079	47	6.83
	2007	90.58	895558	50169	43	5.60
W 县	2006	85.7	313909	11291	25.84	3.60
	2007	85.8	314060	12513	31.11	3.98

资料来源：本课题组调查数据。

补偿比例在不同级别医疗机构的差异也影响着合作医疗补偿的公平性。从各地的合作医疗补偿政策看，一般是在一定的封顶线内，住院花费越多，报销比例越高，这是医疗公平性的一个重要体现。同时，为了分散患者，减轻大医院医疗服务的压力，政策还规定，越是在基层医院治疗，能够获得的补偿比例就越高，越是在更高一级医院治疗，其能够获得的合作医疗补偿比例就越低。对于医疗付费方来说，尽量把病人分散在基层，尽量降低医疗费用，减轻大医院看病难的问题是制定这类政策的一个主要目标。由于乡镇卫生院的医疗技术和服务质量远远不能满足农民的需求，农民生了大病一般不会去乡镇卫生院治疗，只有小病才去。可是，如果只报销住院费用，而住院的主要两个选择就是县医院和乡镇卫生院，那么农民为了报销，一些即使门诊可以解决的问题也可能选择住院治疗，而门诊治疗的小病如果住院，首选就是乡镇卫生院，所以，乡镇卫生住院收治的住院病人一般都不是大病，花费也不是很高。农民生了大病，更愿意去县医院或者县以上医院，而这些医院的花费相对就比较高，补偿比例却比较低。这样一来，地方政府制定的合作医疗补偿政策实际执行的结果往往部分偏离了最初的政策目标，出现花费越多补偿比例越低的情况。

从补偿政策看，三个调查点的具体补偿政策有所差别，但 W 县和 C 区基本一样，都规定了分段补偿的比例，但是政策执行的结果却大相径庭。具体来说，W 县的补偿政策规定如下。

W 县在新型农村合作医疗制度试点过程中，着力解决农民因病致贫问题，制定以解决大病为主，兼顾门诊小额的医药费补偿办法，每个农民一年只需交 10 元钱，最高补偿数额可达 15000元。县合作医疗补偿基金分为大病统筹基金和非大病补偿基金。大病统筹基金由省、市、县财政补助资金及社会捐助资金构成，由县合作医疗管理办公室统一管理，按规定补偿农民大病医药费用；农民个人缴纳资金及村集体、乡镇财政扶持资金，原则上由县合作医疗管理办公室按月划拨到乡镇合作医疗管理办公室专用账户，乡镇合作医疗管理办公室进行具体管理，用于按比例补偿门诊及大病以外的医药费用。W 县参加合作医疗的人员就诊医药费不足 3000 元者，由所在乡镇卫生院按以下比例补偿：门诊医药费按 20% 的比例补偿，每人每年补偿总额不超过 200 元；住院医药费 1000 元以内的补偿 30%，1001～2000 元的补偿 35%，2001～3000 元的补偿 40%。按规定的诊疗程序，属报销范围内的病种，医药费用达 3000 元以上的属大病统筹范围。3000 元以上部分由县合作医疗大病统筹基金予以补偿，其补偿比例为：3001～5000 元的补偿 40%，5001～8000 元的补偿 45%，8001～10000 元的补偿50%，10000 元以上的补偿 55%，每人每年实际补偿累计不超过15000 元。同时还规定，参加合作医疗人员就诊主要依托本乡镇卫生院，确需转诊，须经乡镇或者医疗管理办公室批准，由县合作医疗管理办公室审核登记后方可转诊。享受合作医疗人员确需转县外医院就诊者，须持县级医疗机构转诊证明到县合作医疗管理办公室办理转诊手续，但其医疗费的补偿比例降低 10%。

从具体的补偿情况看，2006 年，该县次均住院费用是

2295.21 元，平均补偿比例为 25.84%，人均补偿 593 元，其中，县级医疗机构平均住院费 2914.87 元，平均补偿比例是 21.6%，乡级医疗机构住院的平均费用最低，只有 1073.25 元，但是补偿比例最高，达到 34.92%。2007 年，该县人均住院费用是 2225.84 元，县级 2759.47 元，补偿比例是 19.76%；乡级医疗机构平均住院费用 1520.32 元，补偿比例是 37.5%，仍然是费用越低，补偿比例越高（见表 9－8）。补偿政策实际执行的情况并不是费用越高补偿越多，分段补偿、花费越多、补偿越高的政策被医疗机构的级别消解了，实际的最大受益者并不是大病患者。

表 9－8　W 县各级医院住院的实际补偿比例

单位：元，%

年　份	2006			2007			
医疗类型	人均总费用	人均补偿额	补偿比例（总费用）	人均总费用	人均补偿额	补偿比例（总费用）	补偿比例（保内费用）
县外医疗机构	10776.45	2754.77	25.56	11071.74	1881.75	17.00	24.46
县级医疗机构	2914.87	629.75	21.60	2759.47	545.38	19.76	30.58
乡级医疗机构	1073.25	374.80	34.92	1520.32	570.09	37.50	40.36
总体平均	2295.21	593.08	25.84	2225.84	675.62	30.35	31.11

资料来源：本课题组调查数据。

C 区的补偿政策规定，参加新农合大病统筹的农民享受以下待遇：按规定按时足额缴纳当年统筹费用，领取医疗证后，因病住院或因特殊病发生的满 5000 元以上部分（扣除自费部分后），可按现行《北京市基本医疗保险药品目录》、《北京市基本医疗保险诊疗项目目录》、《北京市基本医疗保险服务设施目录》规定享受住院医药费补偿。住院及特殊病门诊费用 5000 元以上部分，由乡新型农村合作医疗管理委员会办公室初审后统一上报到区医保中心复审核准，由社保中心支付。住院和特殊病（特殊病指肾透析、肾移植术后抗排异治疗、恶性肿瘤门诊放、化疗）所发生符合规定范围的费用首先扣除自费部分，发生费用在 5001～30000 元（含 30000元），报销比例为 50%；30001～50000 元（含 50000 元），报销比例为 60%；50000 元以上部分，报销比例为 70%。非定点医院住院报销标准在以上分段报销标准的基础上降低 10%。个人年累计最高支付额为 5 万元。学生年累计最高支付额为 6 万元。

从具体执行的效果来看，不同医疗机构的补偿比例如表 9－9 所示，一、二、三级医院的次均住院费用依次增高，补偿额和补偿比例也依次增高，基本上实现了政策预期，花费越多补偿越多，补偿向更高花费的患者倾斜。

表 9－9　C 区 2007 年不同级别医院的大病补偿情况

单位：元，%

医院等级	次均总额	次均保内总额	次均补偿	报销比例（总费用）	报销比例（保内费用）
三级医院	16684.89	13677.87	5357.56	32.11	39.17
二级医院	12575.28	11026.81	3743.12	29.77	33.95
一级医院	7733.172	6837.58	1787.48	23.11	26.14

资料来源：本课题组调查数据。

两地虽然由于筹资标准不同，补偿的具体数额有差距，但是补偿的政策规定基本上是一致的，即分段补偿，补偿向大病患者倾斜，花费越多，补偿比例越高。只是 W 县多了一条由乡镇卫生院转诊和县外医院转诊费用补偿降低 10% 的规定。但是从实际的补偿结果看，两地却有了根本的差别。前者是补偿向花费较低的患者倾斜，花费越多，补偿越低；后者补偿向花费较高的患者倾斜，花费越多，补偿比例越高。

X 县的补偿模式是住院＋特殊门诊。补偿标准是分医院级别设置起付线和补偿比例，医院级别越低，起付线越低，补偿比例越高，如乡镇定点医院的起付线是 100 元，补偿比例是 55%，县级定点医院的起付线是 300 元，补偿比例是 45%，市级及以上医院的起付线是 800 元，补偿比例是 30% 和 20%。这一政策的取向就是把患者尽量分散在基层医院。这和 W 县的具体规定虽然有所不同，但是补偿结果却与 W 县相似，也是花费越多，补偿越低。

实际补偿结果如表 9 - 10 所示，2006 年，该县乡级医院人均住院费用是 781 元，保内费用是 702 元，人均住院补偿是 367 元，保内的补偿比例达到 52.28%，2007 年保内的补偿比例达到 47.86%；县级和市级医院 2006 年的人均住院费用是 2559 元和 4619 元，保内费用是 2113 元和 3434 元，但是其保内费用的补偿比例却只有 40.39% 和 19.31%，2007 年这二者分别是 39.59% 和 20.81%，趋势基本一致。越是花费低的医院，报销比例越高；越是花费高的医院，报销比例越低。

表 9 - 10　X 县各级医院住院的实际补偿比例

医院类别	2006 年					2007 年				
	人均总费用	人均保内费用	人均住院补偿	补偿比例（总费用）	补偿比例（保内）	人均总费用	人均保内费用	人均住院实际补偿	补偿比例（总费用）	补偿比例（保内）
乡级医院	781	702	367	46.99	52.28	1087	968	463	42.63	47.86
县级医院	2559	2113	853	33.35	40.39	2866	2355	932	32.54	39.59
市级医院	4619	3434	663	14.35	19.31	4699	3458	720	15.32	20.81
省内、省外医院	4619	3434	663	14.35	19.31	7924	4877	1207	15.23	24.74

资料来源：本课题组调查数据。

这 3 个地方补偿政策所带来的结果差异，虽然与补偿的具体政策有关，但更重要的还是不同地区医疗服务质量差异带来的后果。在北京近郊区，农村合作医疗的定点机构多，基层医疗服务质量比较好，大病转诊的三级医疗机构多，而且转诊上级医院补偿比例并不降低，所以，农民的大病需求能够得到很好的满足。而在 W、X 县等卫生事业不发达的农村地区，乡村卫生服务系统很难有效满足农民的医疗服务需求，乡镇卫生院只能满足一般疾病的住院治疗，稍有大病，农民就要去县医院和县以上医院，而这些医院的报销比例相对较低。大病患者因为选择了较高级别的医院而只能获得较低比例的补偿，这对那些确实需要到更高级医院就诊的患者来说，是很不公平的。把患者分散在基层的做法本身没有问题，但是在农村医疗服务质量不提高的情况下，如果补偿政策仅仅把农民限制在基层医院、县内医院，则新型农村合作医疗制度对提高农民大病可及性的作用就会大打折扣。

当前，新型农村合作医疗补偿政策向基层倾斜是一个很普遍的做法。从本研究调查的情况看，这些政策又分为两类。一类是分段设定补偿比例，同时根据医院级别规定不同补偿比例，越是基层医院，医疗费用补偿的比例越高，越是高级别的医院，医疗补偿的比例越低。一类是不分段补偿，只区分医院级别，级别越低，补偿比例越高，医院级别越高，补偿比例越低。有的有起付线，有的没有起付线。有起付线的，医院级别越低，起付线越低，医院级别越高，起付线越高。鼓励使用低端医疗机构，限制到较高级别医院就诊。

农村医疗服务质量上不去，仅仅通过定点医院和补偿比例来引导农民基层医院就诊的做法，不但不能提高乡镇卫生院的服务能力，反而还会起到保护落后的作用，而且，在交通、通信日趋方便的今天，这种做法的效果也是有限的。乡镇基层医疗卫生机构发展滞后，已很难满足农民多层次、多类型的医疗卫生服务需求，安徽某县参合农民中只有 10% 左右的患者选择乡镇卫生院治疗，绝大部分到县级以上医院就诊。[①] 农民就医上移是一个普遍趋势，这样势必增加农民的医疗负担，影响了农民医疗服务的大病可及性以及获得优质医疗服务的公平可及性，间接降低了新型农村合作医疗制度的保障效果。

总之，新型农村合作医疗实施以后，农民看病问题确实有所好转了，负担有所减轻，特别是对于一般性的疾病，在合作医疗补偿后，农民敢看病了。但是，由于大病的补偿标准低，农民得了大病仍然看不起，特别是很多地方合作医疗补贴为了顾及受益面，而把有限的合作医疗资金用于补贴一般性疾病，大病花费的补偿比例很低，难以有效遏制因病致贫的现象。从医疗保障的一般性原则来看，应该是按需补偿，是"损有余而补不足"，所以，补贴向较低花费人群倾斜是一种公平性较差的补偿模式，而且，由于大病患者一般到较高级别医院就诊，起付线也比较高，较高的起付线和自付比例对于家庭贫困的大病患者来说是一个无法跨越的门槛。这是制定新型农村合作医疗补偿政策应该考虑的。

四　完善新型农村合作医疗制度补偿机制的探讨

新型农村合作医疗的基本补偿模式就是在门诊和住院、大病和小病之间进行各种组合。从中央政府的指导意见看，合作医疗资金的补偿要"合理设置统筹资金与家庭账户"，补偿是以大病统筹为主，兼顾小额费用补助的方式。大病统筹兼顾小额费用补助的模式，一方面是大多数农民的愿望和行为使然，另一方面也是制度管理群体出于提高参保率的追求不得已而为之。[②]

---

① 《中国新型农村合作医疗制度困境》，《健康报》2007 年 12 月 13 日。

② 王洛林：《减轻经济全球化中的健康脆弱性——中国农村案例研究》，经济管理出版社，2008，第 30 页。

在实践中，很多地方的新型合作医疗补偿兼顾了大病和基本医疗两方面的需求，但是主要是通过住院和门诊来区分的，[①] 即住院基本上指的是大病，而门诊则瞄准小病。从各地实际的补偿模式看，这些模式主要的区别是对门诊和住院两种治疗方式的补偿差别上。有的住院和门诊都保，有的保住院和特殊门诊，有的只保住院不保门诊。但这些补偿模式也各有优缺点，住院和门诊统筹虽然有效地扩大了受益面，但是门诊报销也有一定的问题，虽然门诊报销对扩大受益面是非常有效的，但是门诊报销如果没有门槛，虽然扩大了受益面，但是也分散了资金。一些发生费用很少的门诊报销实际上对患者家庭都没有太大的影响，有些门诊费用报销下来也就几元、几十元，其实并没有必要，人人有份其实不是公平而是平均，反而降低了新型农村合作医疗制度的效果。

只保住院不保门诊提高了补偿标准，同样规模的资金，对大病的补偿标准要高一点，但也降低了合作医疗的受益率，而且导致贫困家庭无力承担自付医疗费不能住院，不能享受保障的好处，存在比较严重的逆向补贴问题。单纯补贴住院还可能会导致医疗费用的不合理上涨，造成过度使用医疗资源。有研究表明，如果只保住院不保门诊，病人通常更偏向于住院，即使有时候从医学角度来看住院并无必要。[②] 因此，单纯或者主要补贴住院将会诱导住院消费，使不需要住院的病人也进行住院治疗，从而导致医疗资源的不合理使用。

---

① 还有一种补偿门诊的家庭账户制，家庭账户的钱就是农民自己交的钱，分散在农户头上没有起到抵御大病风险的目的，而且使用率比较低，把农民自己的钱收上来再发给农民显然意义不大，这一模式在未来的发展中应该被淘汰。

② 维克托·R. 福克斯：《谁将生存？健康、经济学和社会选择》，罗汉等译，上海人民出版社，2000。

从农民的期待看，更多的人希望门诊和住院都报。这样，一些贫困住不起院的人，一些不用住院需要长期治疗的慢性病人就能够享受到合作医疗的好处。如果只保住院，即使住院能够报销，还是有一定比例的报销之外的费用发生，像床位费、误工费、路费、吃饭的费用等。对家庭贫困的人来说，这部分费用也是难以负担的，所以有的人宁愿在家吃药治疗也不选择住院，而这部分人的一年的门诊费用也是很高的，甚至超过一次住院的费用。如果只报住院，报销的门槛对于这部分人来说是比较高的，很可能把这部分人排斥在外，从而产生逆向补贴。如果降低住院报销的门槛，很多常见病，如感冒、拉肚子等，为了获得报销，也会选择住院的方式治疗，虽然也是住院，但是这类疾病带来的负担并不重，而只是为了报销而选择住院，这就背离了合作医疗保大病的目标，浪费有限的医疗资源。所以，从农民的现实需求和有效使用医疗资源看，应该住院和门诊都保。

　　在谈及对合作医疗的看法时，调查对象认为参加合作医疗没有多大用处。今年，老母亲昏倒在晒场上，买了近1000元的药也没见报销。家庭经济条件不好，母亲不愿住院。母亲是十分节俭的人，一天一天把鸡蛋攒下来，舍不得吃一个！住院花那么大笔住宿费和伙食费，会让母亲心痛！所以入了三年的合作医疗一点用处也没有，"打了个水漂！"。他还反映，如今有很多人认为合作医疗没有大作用，主要原因就是过高的住院要求，还只报销医药费，根本不实际！再者听人说报销手续又十分麻烦，又报不了几个钱！这让很多住不起院的人失望了，只是10块钱买个心安，保个平安。

这里需要探讨的问题是：在合作医疗筹资水平一定的情况下，如何补偿才能使资金使用最有效率，何种补偿模式更有利于解决农民的看病问题。新型农村合作医疗制度是以大病统筹为主的互助共济制度，但是什么样的病算是大病？如何对小病和大病进行补偿？从目前来看，在操作上，很多地方小病和大病是通过门诊和住院来界定的，保大病很多地方就是保住院，因此，基本需求和大病需求在实际操作上又体现为对门诊补偿和住院补偿。但是实际上，这两者的区分并不能把小病和大病真正区分开。住院不一定是大病，门诊治疗的也不一定是小病，所以门诊应该和住院一样得到重视。

由于大病不等于住院，住院治疗的不一定是大病，门诊治疗的也不完全是小病。因此，对于大病和小病区分，不宜仅仅从住院治疗和门诊治疗的角度区分，而应该考虑治疗的费用和负担，应该以医疗费用发生的多少为标准区分大病和小病。在具体的补偿模式上，建议如下。

首先，实行大病与基本医疗的统筹模式，大病统筹提高统筹层次。把合作医疗资金按照一定比例分割为大病和基本医疗两部分，要提高大病统筹的统筹层次，可以以地市或者更高级别行政区域为单位统筹，逐步扩大到以省为单位统筹，这样更能发挥大病保险的互济作用。基本医疗统筹仍然以县为单位统筹，补偿和统筹的标准在县内统一。无论是大病补偿还是基本医疗补偿，都既保住院又保门诊，住院和门诊费用在一定水平之上纳入大病补偿范围，一定水平之下纳入基本医疗补偿范围，按比例获得补偿，但最重要的是大病补偿模式要使大病补偿资金向花费较多的患者倾斜，以切实减少因病致贫的现象。目前我国新型农村合作医疗制度正快速发展，一些地方都充分利用数字化管理手段，形成了统一、高效的工作平台。在这个基础上，提高大病统筹的统筹层次从操作上是可行的。

其次，大病统筹补偿要避免向基层医院倾斜。大病统筹的定点医院政策要适当放宽，取消不同级别医疗机构的差别性补偿规定。对于大病报销要瞄准大病，适当放宽对医疗机构级别的差别性规定，避免大病补偿向农村基层医院倾斜的做法。由于乡镇卫生院治疗大病的能力极其有限，如果把大病补贴的重点主要引向县乡卫生机构，特别是乡镇卫生院，则可能导致大病补偿比例低于规定标准的情况。因为人们有了大病以后，主要还是到县级及县以上医院治疗，所以在制定大病补贴政策的时候，对定点医院应该有所放宽，在不降低补偿比例的情况下，允许选择较高级别的医院。当然，在目前城乡收入差距巨大，城乡医疗市场一体化的情况下，农村的筹资标准即使再提高，大病患者因为疾病致贫的现象也难以在短期内消除。

要真正解决农民看病难、看病贵的问题，单靠新型农村合作医疗制度还是不够的。目前，我国医疗价格水平偏高，与城乡居民的收入水平不相称。以现在城镇居民的收入也难以负担大病费用，更不用说农民了。现在新型农村合作医疗制度的筹资水平还比较低，短期内其筹资水平也很难提高到城市居民的水平。在这种情况下，加强农村卫生服务能力建设，降低农村的医疗服务价格也是非常必要的。目前，新型农村合作医疗制度还很难解决农民的大病问题，在现有的筹资水平下，如何既能使该制度具有较高的受益率，又能真正使大病患者得实惠，还是需要对该制度的补偿模式进行更深入的探讨。

第十章 新型农村合作医疗制度
运行的社会评价

新型农村合作医疗制度建立以来，从各方面的反馈来看，其社会效果总体上还是比较好的。农民对该制度非常欢迎，自愿参合率非常高。但是，由于这一制度实施的时间非常短，正处于快速发展中，所以问题总是存在的。

一 农民对新型农村合作医疗制度的评价

从农民对新型农村合作医疗制度的评价看，在总体满意的情况下，还存在不少需要改进之处。农民能不能受益是合作医疗制度成败的最终检验标准，所以，我们以是否有过报销为标准，来看两类群体（有过报销的群体和没有报销的群体）对合作医疗制度评价的差别，探讨农民对合作医疗的看法。①

（一）参与意愿和保障期待

从农民的参合意愿来看，已经参加合作医疗的农户，83%都愿意明年继续参加。但是有过报销的农户继续参加的比例要高于没有报销的农户，二者在继续参与的意愿上有差别，卡方检验，二者有显著的差别。这说明，受益情况对农民的参合积极性是有

---

① 以下分析数据中未注明资料来源的皆来自本课题组 2007 年底的 X 县入户调查数据。

影响的（见表10 - 1）。

表 10 - 1　如果您已经参加了合作医疗，您明年是否愿意继续参加

单位：次,%

样本类型		非常愿意	比较愿意	无所谓	不太愿意	很不愿意	合　计
报 销 组	频　次	62	32	9	3	—	106
	百分比	58.49	30.19	8.49	2.83	—	100
无报销组	频　次	39	41	18	3	2	103
	百分比	37.86	39.81	17.48	2.91	1.94	100
合　　计	频　次	101	73	27	6	2	209
均　　值	百分比	48.33	34.93	12.92	2.87	0.96	100

资料来源：本课题组调查数据。

现在，新型农村合作医疗的保障范围主要是住院和门诊的不同组合方式，但是从农民的期待看，近80%的被调查者希望门诊和住院都保，在这一点，我们在其他地方的调查结果也基本如此。因此，即使新型农村合作医疗的保障范围定位为大病，在具体操作上也要兼顾门诊和住院，因为对于很多农村家庭的大病患者来说，门诊治疗更省钱，是他们更愿意选择的治疗方式，除非危重急病，迫不得已才会选择住院治疗（见表10 - 2）。

表 10 - 2　您认为合作医疗应该保障什么

单位：次,%

样本类型		保门诊	保住院	都保，住院和门诊并重	都保，但以门诊为主	都保，但以住院为主	特大疾病的补偿	其他	不回答	合计
报销组	频　次	3	9	68	3	12	6	4	1	106
	百分比	2.83	8.49	64.15	2.83	11.32	5.66	3.77	0.94	100
无报销组	频　次	—	4	54	2	28	12	5	1	106
	百分比	—	3.77	50.94	1.89	26.42	11.32	4.72	0.94	100
合计	频　次	3	13	122	5	40	18	9	2	212
均值	百分比	1.42	6.13	57.55	2.36	18.87	8.49	4.25	0.94	100

资料来源：本课题组调查数据。

（二）对新型农村合作医疗制度运行状况的评价

新型农村合作医疗制度实施以后，农民看病实施定点医疗，必须在指定的医院看病才能报销，这对于农民来说，有一定的影响。就问卷调查来看，参加合作医疗制度以后，一些农民感觉还满意或者比较满意，但是也有些农民感觉看病不够方便了，不太满意。访谈中，有些农民因为到定点医院看病不方便，只能到非定点医院去看病，对不能报销有怨言（见表10-3）。

表 10-3　与以前相比，参加合作医疗以后，您感觉看病的方便程度如何

单位：次,%

样本类型		非常满意	比较满意	一般	不太满意	不回答	合计
报销组	频次	8	40	45	11	2	106
	百分比	7.55	37.74	42.45	10.38	1.89	100
无报销组	频次	4	24	53	20	5	106
	百分比	3.77	22.64	50.00	18.87	4.72	100
合计	频次	12	64	98	31	7	212
均值	百分比	5.66	30.19	46.23	14.62	3.30	100

资料来源：本课题组调查数据。

在我们做问卷的 X 县，规定农民必须在本乡镇卫生院就诊，不能跨乡镇就诊，所以农民感觉不方便的比较多。但是在 W 县和 C 区，农民可以在全县范围内自己选择合作医疗定点医院，这个问题就不大了。

从报销手续看，大部分农民还是感觉报销手续比较复杂。有过报销的农户中，感觉报销手续复杂的比例高于无报销组。农民的文化程度相对比较低，距离行政机构相对又比较远，对于行政机构的运作过程不太了解。报销手续复杂，有的甚至误认为是刁难他们，有的则因为手续复杂、金额不大而放弃报销，所以针对

农民的这一特点，新型农村合作医疗应该尽可能简化报销手续，当然，各地也都摸索并推出了一些有利于简化农民报销手续的措施，这对于新型农村合作医疗制度更好地为农民接受来说非常重要（见表10-4）。

表 10-4　您对合作医疗的报销手续感觉如何

单位：次,%

样本类型		非常满意	比较简单	一般	比较复杂	太复杂	不知道	合计
报 销 组	频　次	6	20	17	36	26	1	106
	百分比	5.66	18.87	16.04	33.96	24.53	0.94	100
无报销组	频　次	4	10	10	32	15	35	106
	百分比	3.77	9.43	9.43	30.19	14.15	33.02	100
合　　计	频　次	10	30	27	68	41	36	212
均　　值	百分比	4.72	14.15	12.74	32.08	19.34	16.98	100

资料来源：本课题组调查数据。

合作医疗实施以后，无疑减轻了农民的医疗负担，但是在有些地方，医疗机构通过多开药品等方式提高医疗成本的事情也存在。从调查来看，对医疗费用的评价，报销组和无报销组并无统计上的差别。参加合作医疗后看病费用的变化，两组在主观评价上并没有显著差别。这主要是因为农民看病报销的比例比较低，对于一般性疾病而言，报销与否影响不大，而真正花钱的大病又由于报销太少也影响不大。另一方面，不论是报销农户还是无报销农户，56%的人认为看病更贵了。所以，在实行合作医疗补贴农民的同时，还要控制医疗费用的上涨，避免合作医疗的补贴被不断上涨的医疗费侵蚀掉（见表10-5）。

表 10 - 5　您觉得参加合作医疗后看病的费用情况

单位：次,%

样本类型		便宜了	没有变化	更贵了	不回答	合计
报 销 组	频 次	12	34	60	—	106
	百分比	11.32	32.08	56.60	—	100
无报销组	频 次	8	35	59	4	106
	百分比	7.55	33.02	55.66	3.77	100
合 计	频 次	20	69	119	4	212
均 值	百分比	9.43	32.55	56.13	1.89	100

资料来源：本课题组调查数据。

当问及"您觉得与没有实行合作医疗的时候相比，农民的医疗负担情况"时，回答有所减轻的比例达到39%，但是报销组和无报销组在这方面却无显著的差别。因此，可以推断，医疗负担的轻重，一方面与医疗保障有关，另一方面也受其他方面的因素影响，这一点还需要进一步研究。能够报销医疗费，对于农民来说还是减轻了医疗负担，但是受多种因素的影响，少部分农民的医疗负担更重了，所以，新型农村合作医疗要解决农民医疗负担重的问题，还有很长的路要走（见表 10 - 6）。

表 10 - 6　您觉得与没有实行新型合作医疗的时候相比，农民的医疗负担如何

单位：次,%

样本类型		有所减轻	没有多大变化	不如以前	其他	不回答	合计
报 销 组	频 次	39	53	11	2	1	106
	百分比	36.79	50.00	10.38	1.89	0.94	100
无报销组	频 次	39	46	17	4	—	106
	百分比	36.79	43.40	16.04	3.77	—	100
合 计	频 次	78	99	28	6	1	212
均 值	百分比	36.79	46.70	13.21	2.83	0.47	100

资料来源：本课题组调查数据。

　　虽然新型农村合作医疗实施以后农民的医疗费用并没有太大下降，但是农民却感觉医疗负担减轻了，这两个看似矛盾的结果，其实还是有一定道理的，这就是实行新型合作医疗以后，人们心理上的安全感增加了。这从他们对新型农村合作医疗的期待可以看出，虽然新型农村合作医疗的报销比例还比较小，但是相当一部分人还是对该制度充满了信心。如表 10 - 7 所示，50% 多的被调查者认为新型农村合作医疗"能够缓解"农民看病负担重的问题，而且，从统计检验看，报销组和无报销组在统计上并没有显著的差别。

表 10 - 7　您认为合作医疗是否能够解决农民看病负担重的问题

单位：次，%

样本类型		能够解决	能够缓解	没有多大帮助	其他	合计
报 销 组	频　次	7	59	36	4	106
	百分比	6.60	55.66	33.96	3.77	100
无报销组	频　次	4	53	46	3	106
	百分比	3.77	50.00	43.40	2.83	100
合　　计	频　次	11	112	82	7	212
均　　值	百分比	5.19	52.83	38.68	3.30	100

　　资料来源：本课题组调查数据。

（三）对医疗机构的评价

　　新型农村合作医疗制度建立以后，农村医疗服务系统也发生了很大变化，这一方面是由于新型农村合作医疗制度实施以后，对医疗机构的服务需求增加，另一方面，由于有第三方支付的存在，部分改变了医疗机构服务提供的结算方式。这两方面的变化对医疗机构的服务提供有很大影响。有的地方因为农村的医疗服务需求上升，大大拓展了农村医疗服务机构的生存空间和生存能力,有的则是利用合作医疗报销制度的缺陷,变相提高医疗费用,套取合作医疗报销基金。这些问题在很大程度上都从不同方面影响着人们对医疗机构和新型农村合作医疗制度的评价。

本次调查中涉及农民对村级、乡镇卫生院在新型农村合作医疗制度实施前后,其医疗条件、药品价格、医疗费用、服务态度、医疗水平等方面的评价。在调查县,由于合作医疗只有住院和大额门诊,涉及的医疗机构主要是乡镇卫生院和县级医院,所以我们这里主要分析农民对乡镇卫生院的评价。

从调查来看,新型农村实施以后,一半左右的村民认为乡镇卫生院的医疗条件变好了,还有一大部分村民认为没有变化。统计检验表明,报销组和无报销组在这一点上并无差别(见表10-8)。

表10-8 您认为实行合作医疗以后,乡镇卫生院的医疗条件有没有变化

单位:次,%

样本类型		不如以前	没有变化	变好了	不回答	合计
报 销 组	频 次	6	43	55	2	106
	百分比	5.66	40.57	51.89	1.89	100
无报销组	频 次	4	49	43	8	104
	百分比	3.85	47.12	41.35	7.69	100
合 计	频 次	10	92	98	10	210
均 值	百分比	4.76	43.81	46.67	4.76	100

资料来源:本课题组调查数据。

实行合作医疗制度以后,虽然医院的条件有所改善,但是访谈中不少村民反映医疗费用增多,这在问卷中也有所反映,具体体现在人们对药品价格和医疗费用的评价,如表10-9所示,认为药品价格不如以前的,报销组达到63.21%,如果60%的有过报销经历的人都认为药品价格不如以前了,那么对于合作医疗制度来说的确

是值得反思的。就这一点来说，检验表明，报销组和无报销组对药品价格的判断有明显差异，因此，可以认为，有合作医疗报销的组认为药品价格不如以前的比例确实大大高于无报销组。

表 10－9　您认为实行合作医疗以后，乡镇卫生院的药品价格有没有变化

单位：次,%

样本类型		不如以前	没有变化	变好了	不回答	合计
报销组	频次	67	32	4	3	106
	百分比	63.21	30.19	3.77	2.83	100
无报销组	频次	46	46	2	10	104
	百分比	44.23	44.23	1.92	9.62	100
合计	频次	113	78	6	13	210
均值	百分比	53.81	37.14	2.86	6.19	100

资料来源：本课题组调查数据。

一般来说，不管是否报销，药品价格应该是相同的。在我们的调查中，从县卫生管理部门来说，药品价格都是有明确规定，应该不会出现大幅涨价的情况，所以农民判断上的这种差异主要并不是药品价格本身，而是医疗费用的高低。从下面医疗费用的变化来看，认为医疗费用不如以前的比例达到 65.1%，比无报销组高出 15% 多。从统计检验看，两组在回答上具有显著的差异。所以可以认为，有过报销的组对于医疗费用上涨的反应要比没有报销的组更强烈。在我们访谈中也有具体的反映，如调查中李大妈反映："如今农民住院，医生第一句话就是，参加合作医疗没有，如果参加了，医药费就贵多了!"；"一家人对合作医疗均持有肯定意见，但对医院却抱很大成见，认为合作医疗的好处间接给了医院。比如，同一种病在住院时，若该病人参加了合作医疗，则医药费要 2 万元；若是没入合作医疗，治病医药费则在 1 万元左右"。"如果能把药价压下来的话，农民才敢踏入医院的门

呀!"因此,实现合作医疗制度后,医疗费用的控制是一个非常重要的问题,只有有效遏制部分医院和医生追逐利益的冲动,农民才能真正得到实惠(见表10-10)。

表10-10 您认为实行合作医疗以后,乡镇卫生院的医疗费用有没有变化

单位:次,%

样本类型		不如以前	没有变化	变好了	不回答	合计
报 销 组	频 次	69	30	4	3	106
	百分比	65.09	28.30	3.77	2.83	100
无报销组	频 次	51	41	2	10	104
	百分比	49.04	39.42	1.92	9.62	100
合 计	频 次	120	71	6	13	210
均 值	百分比	57.14	33.81	2.86	6.19	100

资料来源:本课题组调查数据。

新型农村合作医疗制度实行以后,乡镇卫生院看病的态度也有所变化,报销组53.77%的人认为乡镇卫生院的看病态度变好了,无报销组33.65%的人认为变好了,统计检验表明,两组具有显著的差异,说明有报销组对乡镇卫生院的服务态度还是更加肯定的(见表10-11)。

表10-11 您认为实行合作医疗以后,乡镇卫生院的看病态度有没有变化

单位:次,%

样本类型		不如以前	没有变化	变好了	不回答	合计
报 销 组	频 次	4	43	57	2	106
	百分比	3.77	40.57	53.77	1.89	100
无报销组	频 次	5	55	35	9	104
	百分比	4.81	52.88	33.65	8.65	100
合 计	频 次	9	98	92	11	210
均 值	百分比	4.29	46.67	43.81	5.24	100

资料来源:本课题组调查数据。

从农民对乡镇卫生院的医疗水平的评价看，报销组 53.77%的人认为乡镇卫生院的医疗水平提高了，而无报销组认为变好的比例只有 32.69%，低于前者，二者之间具有显著的统计差别，说明在医疗水平方面，报销组的评价也高于无报销组（见表 10 - 12）。

表 10 - 12　您认为实行合作医疗以后，乡镇卫生院的医疗水平有没有变化

单位：次,%

样本类型		不如以前	没有变化	变好了	不回答	合计
报 销 组	频　次	8	38	57	3	106
	百分比	7.55	35.85	53.77	2.83	100
无报销组	频　次	1	59	34	10	104
	百分比	0.96	56.73	32.69	9.62	100
合　　计	频　次	9	97	91	13	210
均　　值	百分比	4.29	46.19	43.33	6.19	100

资料来源：本课题组调查数据。

总体来看，农民对合作医疗实施以后医疗机构本身的变化还是比较认可的，如医疗条件、服务态度和医疗水平方面，总体来看是向好的方向发展，但是对医疗费用的评价则是负面评价为主，多数人认为医疗价格和医疗费用不如以前。这说明在调查地，合作医疗制度实施以来，对医疗机构的监管和医疗费用的控制还没有跟上，使得农民一方面在肯定合作医疗制度的同时，也对医疗费用上涨表现出较大的不满。因此，加强医疗机构监管，有效降低医疗价格是当前新型农村合作医疗制度惠泽于民的重要方面。

（四）对当前新型农村合作医疗制度存在问题的认识

新型农村合作医疗制度的发展可谓日新月异，在基本架构不变的情况下，各地都在探索更有效的、适合农村特点的新型农村合作医疗制度的操作模式，各地也都推出了一系列好的经验，但是作为一项新的制度，其运行中难免有很多需要改进的地方。如何使制度更契合农民的需要，更简洁高效，农民也许更有发言权。

在调查中，我们设置了这样的问题"您认为目前合作医疗存在的主要问题是什么"，对于目前新型农村合作医疗制度存在的最主要问题，我们根据前期的研究，从"报销比例"、"报销手续"、"医疗定点"三个方面列出了一些项目供被调查者选择，此外还设置了一个"其他"选项，供调查对象填写。调查结果显示虽然报销组和无报销组的调查结果有所不同，但是统计检验显示，报销组和无报销组并无差别。对"其他"项的回答也主要集中在报销比例、范围、手续、定点医院这些问题上。如"报销又少又麻烦"、"报销又少又麻烦价格又高，报得多的地方技术又不行"、"不能只报定点和住院"、"门诊不能报销"等。因此，对于合作医疗制度运行中存在的问题，农民的评价并不受自己报销与否的影响。

报销比例受缴费额的限制，难以很快提高，而其他诸如手续麻烦、看病不方便、转诊不方便等这些程序性的问题则是可以解决的。通过提高管理水平而提高群众的满意度，这是目前完善制度的一个重要方面。至于定点机构的问题，如医生水平低和定点价格高的问题，前者是一个急需解决的问题，而后者则可以通过有效的监管来约束。因此，群众反映的这些问题正是新型农村合作医疗制度急需完善、亟待解决的问题（见表10－13）。

表 10 – 13　您认为目前合作医疗存在的主要问题是什么

单位：次,%

样本类型		报销额太少	报销手续太麻烦	实际报销不了	定点机构医生水平低	定点价格高	看病不方便	转诊不方便	其他	不回答	合计
报销组	频次	34	20	11	6	15	6	—	12	2	106
	百分比	32.08	18.87	10.38	5.66	14.15	5.66	—	11.32	1.89	100
无报销组	频次	20	28	10	3	15	8	1	15	6	106
	百分比	18.87	26.42	9.43	2.83	14.15	7.55	0.94	14.15	5.66	100
合计	频次	54	48	21	9	30	14	1	27	8	212
均值	百分比	25.47	22.64	9.91	4.25	14.15	6.60	0.47	12.74	3.77	100

资料来源：本课题组调查数据。

总体来看，在涉及新型农村合作医疗制度的存在性问题方面，人们的态度是一致的，对该制度是非常肯定的，不受受益情况的影响。对合作医疗制度的具体运行环节，有过报销经历的人评价要差一些。但农民对新型农村合作医疗制度的总体评价还是很好的，在我们的评价问题中，有一个题目是"如果满分为 100 分的话，你给现在的新型合作医疗制度打多少分？"从统计结果看，报销组和无报销组的平均分数分别为 67.05 和 67.63，统计检验显示二者无显著差别。这说明农民对新型合作医疗制度的评价还是非常高的，而且这种评价很大程度上并不受报销与否的影响。那些没有报销过、暂时没有享受合作医疗好处的人同样也是非常拥护该项制度的。因此，虽然农民对合作医疗制度有这样那样的不满意，但是作为一个新建立的、涉及几亿人口的制度来说，农民给出这么高的评价也是很难得的。当然进一步完善该制度，使其能更有效率地发挥作用，也是非常必要的。

二 完善新型农村合作医疗的政策建议

(一) 新型农村合作医疗制度效果的衡量

新型农村合作医疗制度作为新时期党和政府解决农民医疗问题的一个重要制度，它能否有效提高农民的医疗服务可及性，解决农民看病难、看病贵问题，是本研究试图回答的问题。农民的医疗需求是多层次的，满足需求也有多个层次。可及性本身是一个内涵丰富的概念。因此，可及性也必须具体区分需求层次。本研究对"医疗服务可及性"这个概念做了深入的探讨和详细的界定，指出农民的医疗服务可及性受多种因素的影响，农民的健康和疾病观念、医疗需求、就医行为以及医疗保障制度等各种因素都会影响医疗服务可及性，构建了新型农村合作医疗制度影响农民医疗服务可及性的分析模型，着重探讨了该制度对农民医疗服务的一般可及性、大病可及性和公平可及性的影响。

新型农村合作医疗制度的建立，旨在提高农民的医疗服务可及性。这种影响有直接和间接之分，从直接的影响来说，合作医疗补贴制度可以提高农民的医疗支付能力，使得农民敢看病、看得起病，这一点影响是非常具体的，是一个水平高低的问题。从间接的影响看，新型农村合作医疗制度的建立给农民带来的医疗需求变化和社会安全感则是更长远和更深层次的影响，这些影响对农民健康水平提高的意义更加深远。

新型农村合作医疗制度的建立是农村社会保障制度的一个新起点，它使得公共财政的阳光第一次普照全体农民，这是一个巨大的进步。但是，对这一制度，我们不能期望其解决所有的问题。农民的医疗问题是一个综合性问题，要解决农民看病难、看病贵的问题，单靠新型农村合作医疗制度显然是不可能的。所以，要考虑医疗服务提供、农民医疗需求变化等因素对医疗服务可及性的影响，看到新型农村合作医疗制度能够达到、预期可以达到以及不能达到的目标。

（二）新型农村合作医疗制度的影响

新型农村合作医疗制度虽然还处于初建阶段，但是制度实施的初步效果非常显著，对于缓解农民的看病问题起了很大作用。

第一，给广大农民带来了很大的心理安全感。新型农村合作医疗制度的实施，使得农民的疾病焦虑得到缓解。

第二，使农民的医疗需求一定程度地释放出来。过去农民看病全靠自费，小病拖、大病抗的情况比较普遍，2003年实行新型农村合作医疗制度以来，农民的生病就诊率有了较大幅度的提高，农民的医疗服务需求得到一定程度的满足。

第三，大大提高了农民的一般医疗服务可及性。目前，虽然新型农村合作医疗制度的补偿比例还比较低，但是医疗费用补偿还是在一定程度上提高了农民的就诊率，减轻了农民的疾病负担，从报销的情况看，合作医疗补偿对一般疾病的补偿比例较高，大大提高了农民看病就医的积极性，但是大病补偿的比例还比较低，大病负担仍然很重。

第四，为解决农民的医疗问题建立了比较完善的制度平台。新型农村合作医疗制度的建立，体现了国家对农民医疗责任的承担。这一制度的建立，是农村社会保障制度迈出的最坚实的一步，为农民看病难问题的解决搭建了良好的制度平台。

（三）新型农村合作医疗制度完善的政策建议

新型农村合作医疗制度是一个备受农民欢迎的制度，但这一制度毕竟还处于初建阶段，在操作层面上还存在一些问题，需要继续完善。最近出台的我国医疗卫生改革办法以及相应的实施细则，为有些问题的解决提供了政策空间，可以在进一步深化改革中得到解决，但是有些问题还是需要制度本身的继续完善。

本研究是在三个县实证调研的基础上展开的，三个县在筹资水平、筹资模式、补偿模式等方面都不太一样，三个县的调研为我们研究合作医疗制度绩效提供了一个比较研究的基础，通过比较分析，我们得出了一些具有一定普遍意义的结论，提出了一些具体的政策建议，具体来说，今后新农合在以下方面还需要继续完善。

1. 新型农村合作医疗制度的保障目标问题

新型农村合作医疗制度是保大病还是保小病，是保住院还是保门诊，各地在政策设计上还有很大差异。本研究比较分析了三个不同补偿模式在受益率、资金流向、补偿比例和补偿公平性等方面的差异，指出新型农村合作医疗实施以后，农民一般性疾病的可及性提高了，但是由于大病的补偿标准低，特别是有些补偿模式执行的结果是一般性疾病补偿比例较高，大病花费补偿比例较低，所以农民的大病可及性仍然较差。从实施结果看，要区分保大病和保小病、保门诊和保住院之间的关系。为合理确定新型农村合作医制度的保障目标，建议如下：①实行大病与基本医疗的统筹，大病医疗提高统筹层次。大病补偿在县以上层次统筹，补偿向花费较多的患者倾斜；基本医疗统筹可以以县为单位统筹，补偿标准在县内统一。②大病和基本医疗都保门诊和住院。③大病统筹补偿要避免向基层医院倾斜，取消不同级别医疗机构的差别性补偿规定。

2. 新型农村合作医疗制度的公平性问题

新型农村合作医疗制度的公平性包括城乡之间的公平和不同

收入农民群体之间的公平。城乡公平是一种相对公平，是一种远期目标，农民不同群体之间的公平应该在制度中尽量体现。这里主要考虑如何在不同收入群体之间推进公平。这种公平体现在合作医疗制度实施的各个环节。

第一，自愿参合对低收入群体的排斥问题。新型农村合作医疗制度建立之初，为了不加重农民负担，采取了自愿参加的原则。发展到今天，这一制度的优越性已经为广大农民所认可，不会再产生增加农民负担、引发社会矛盾的负面效应。因此，应该变自愿为强制，把所有农民都纳入新型农村合作医疗制度的保障范围。一方面，变自愿为强制可以防止逆向选择问题，把一部分收入高、医疗需求高而不愿意参加的群体也纳进来，另一方面强制参合也可以避免把一部分收入水平低的农民排斥在制度之外。

第二，合作医疗定额筹资所带来的负担不均问题。当前，新型农村合作医疗筹资是定额筹资，定额筹资有操作简单，容易实施的优点，但是也有明显的缺点，如负担不均问题。另外，这种筹资模式的成本也比较高。从长期来看，建立稳定增长的、更具灵活性的新型农村合作医疗筹资机制是非常必要的。本研究认为，在筹资机制方面，针对当前新农合筹资难度大、成本高、筹资增长机制不健全的问题，新型农村合作医疗筹资模式的探讨应该从统筹城乡发展的角度去把握和解决这一问题，建议：首先，建立稳定增长的财政补贴机制；其次，农民的缴费标准应该关注不同收入群体的缴费能力差异。可以根据地区发展水平差异区分一些基本类型：在第一类已经完全城市化和工业化的农村，逐渐实行城乡一体化保障，在第二类农村，农民的主要收入来自非农产业的地区，实行更加灵活的筹资方式，让农民自愿选择不同的医疗保障体系，可以参加新农合，也可以参加城市居民的医疗保障体系；对于第三类农村，政府应加大补贴，扩大对农民的减免范围，避免低收入排斥。

第三，补偿政策瞄准机制所带来的不公平问题。各地的补偿模式有很大差别，从补偿结果看，有的补偿倾向于大病，有的大病和小病兼顾，有的在补偿患者的同时还兼顾了农村医疗机构的利益。不同的政策倾向带来一定的公平问题：如较高医疗花费的补偿比例低，较低医疗花费的补偿比例高，补偿政策的取向不同使得合作医疗惠及群体有较大差别。在农村医疗服务能力不高的情况下，定点医疗机构的补偿比例差异也限制了农民获得适当的医疗服务，存在价高质次现象等。

3. 新型农村合作医疗制度的费用控制问题

医疗保险的费用控制一直是个难题，新型农村合作医疗制度也不例外。目前，已经出现因为有无合作医疗补偿而费用不一致的现象。对制度实施带来费用上涨的问题，要采取必要的措施加以控制，如改变补偿模式，既补门诊也补住院，减少为了获得补偿而过度使用住院资源的现象；加强对相关环节及对医生的监管，提高控制费用的制度性约束等。

4. 农村医疗服务提供问题

新型农村合作医疗制度实施以后，很多地方都增加了对农村医疗机构的投入，医疗服务能力有所提高。但是，应该看到，当前我国农村医疗服务能力整体还不高，难以满足农村的医疗需求。一些纳入合作医疗定点的乡村卫生院或者村级服务点的服务能力还比较差。医疗服务供给能力不同，新型农村合作医疗制度对农民医疗服务的一般可及性、大病可及性和公平可及性的影响也有很大差异。研究表明，在基层医疗服务质量不高的情况下，农民就医有上移的趋势，乡镇卫生院的住院人次呈下降趋势，农民到高级别医院就诊的趋势比较明显。在基层医疗服务质量不高的情况下，一些地方政府希望通过补偿政策，通过补偿比例差别引导农民在基层就医，补贴乡镇卫生院的收入不足，这种政策的后果是导致"分段补偿、花费越高补偿比例越高"的政策设计落了空，执行结果是大病花费多，补偿比例低，小病花费少，补偿比例反而高。

农村医疗服务质量差间接降低了新农合的保障效果，影响了农民的大病可及性以及获得优质医疗服务的公平可及性，影响了合作医疗制度的制度效果和农民医疗福利水平提高。因此，当前要加大农村医疗服务能力建设，从医疗资源配置、医疗机构设置、医疗人才的培养、使用、管理和激励以及医疗卫生服务领域的进入资格等方面着手，改善农村的医疗服务质量和提高服务能力。建议：首先，根据三级医疗服务机构在农村医疗服务中的地位制定相应的发展政策；其次，加大农村卫生事业的投入，降低医疗价格；最后，创造条件，引导卫生技术人才，特别是医学院校大学毕业生服务农村。

第三编

农村医疗服务：能否质优价廉

农村医疗问题是一个综合性问题，要解决农民看病难、看病贵的问题，单靠新型农村医疗制度显然是不可能的。农村医疗服务体系的建设至关重要。当前，我国农村医疗服务机构的服务能力距离农民的需求还有很大距离，加强农村医疗卫生队伍建设、提高农村医疗服务质量、降低医疗（药品）价格是农村医疗服务体系建设的关键。

第十一章　农村医疗服务体系的现状

在我国，农村三级卫生服务体系是在 1965 年初形成的，当时县设医院，公社设卫生院，大队（村）设卫生室，形成了以集体经济为依托的农村初级医疗卫生预防保健网（见图 11 – 1）。

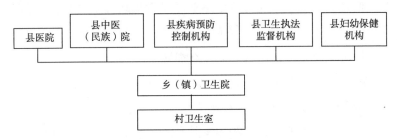

图 11 – 1　农村三级医疗卫生服务体系框架

改革开放以前，以村卫生室为依托，还建立了以农民的互助为特征的合作医疗，并培养了大批用得着留得住的乡村赤脚医生。这一体系在 1965 ~ 1979 年期间获得了大发展，到 1978 年，我国有"赤脚医生"4777469 人，卫生员 1666107 人，合作医疗覆盖率达到 90% 以上，农村居民健康状况得到很大改善。[①] 被世界银行和世界卫生组织誉为"发展中国家解决卫生经费的唯一先例"。北京市农村在 1979 年有赤脚医生 12537 人、卫生技术人员 11090 人，合作医疗的覆盖率达到了 97.6%。

---

① 　傅卫、陈迎春等《市场经济条件下合作医疗运行的经验和教训》，《中国农村卫生改革与发展国际研讨会专集》，中国卫生部卫生经济研究所和英国国家发展研究院主办，2000 年 11 月 7 ~ 9 日。

但是，随着农村实行"家庭联产承包责任制"，乡村赤脚医生制度和合作医疗制度赖以存在的集体经济实力受到极大削弱，使得合作医疗难以为继。三级预防保健网也因网底的破裂而趋于瘫痪。一段时间内，政府对农村卫生事业投入也微乎其微，基本放弃了对农民医疗保健的责任。

从20世纪90年代开始，政府出台了一系列政策，如开展农村卫生保健、实施农村卫生三项建设、促进和恢复合作医疗、实施乡村卫生组织一体化管理等，使得农村卫生事业有了一定发展。

但是总体来看，农村卫生事业还是发展缓慢。特别是村级医疗机构基本上私营化，设备简陋，人员老化。根据2004年对全国的情况调查，70%左右的医疗点都属于私营了，2005年我们在北京随机抽样的调查结果显示，北京也存在村级医疗点私营化倾向，对35个村级医疗点的调查显示，37.1%的医疗点属于私人所有，25.7%是乡镇设点，20.0%是私人承包，11.4%是集体所有集体经营，也有5.7%是由村医务人员联办，私人所有、集体所有、私人承包以及村医务人员联办加起来，也有62.8%的村级医疗机构属于私人经营。

当时赤脚医生仍然是乡村医生的主力，即使在北京这样的大城市郊区，乡村医生中也有56.8%曾经当过赤脚医生，医生中有乡村医生资格证的只占79.8%，其中有执业助理医生或者执业医生证书的占20.2%，还有少数乡村行医的人员没有乡村医生资格。对医生的专业学历调查显示，无专业学历，且没有接受过培训的占4.5%，无专业学历但是接受过乡村医生培训的占43.9%；有中专学历占36.4%，大专占12.1%，本科极少（3.1%），有也是乡镇卫生院设点下派的（见图11-2）。

直到2003年非典以后，随着新型农村合作医疗制度开展和

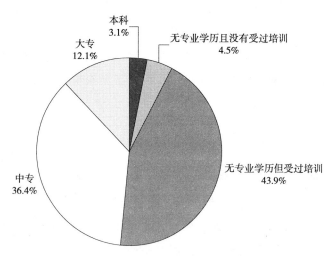

本科
3.1%

无专业学历且没有受过培训
4.5%

大专
12.1%

中专
36.4%

无专业学历但受过培训
43.9%

图 11 - 2　村级卫生从业人员学历状况

国家对农村卫生事业投入的不断加大，农村卫生事业才进入了发展的快车道。

县乡村三级医疗服务网，即县医院、乡镇卫生院和村卫生室是农村医疗服务的主要提供者。这一医疗服务体系的服务能力很大程度上决定了农民能否获得必要的医疗服务以及所获得医疗服务的质量。

一　农村医疗系统的现状

在中国农村，由县医院、乡镇卫生院和村卫生所共同构成的三级医疗服务体系是农村医疗服务的主要提供者。一般而言，村级医疗服务机构距离较近，费用较低，但是服务质量难以保证；乡镇卫生院，在县和乡村两级卫生系统中起着承上启下的作用，能够提供门诊和住院服务，同时也是农村公共卫生服务的主要提供者。乡镇卫生院的服务质量要好于农村卫生机构，距离也相对较近，但是服务价格较高，服务的性价比并不高。县医院是一个县域中技术水平较高、医疗服务质量较高的医疗机构，但是服务价格也相对较高。新型农村合作医疗制度实施以后，三级医疗服务网络大多是合作医疗定点机构，成为新型农村合作医疗制度实施系统中的一个重要组成部分。

（一）农村医疗机构的状况

长期的城乡二元经济社会体制导致的一个结果是城乡医疗机构之间在资源配置方面的巨大差距，城乡卫生资源配置极不平衡。从全国来看，大多数大的综合性医院和专科医院都集中在县以上城市，一个县级行政区域内一般拥有一个或者一个以上的综合医院。县级医院在规模、设备、人才、技术等方面都是农村地区最好的，大大好于乡镇卫生院的水平，是农村大病患者的主要选择对象。但是，从全国情况看，县级医院的服务能力还存在较大差别，一些经济不发达地区，县级医院的条件、设备和技术水平还比较差。

从基础设施状况看，1990 年以前，在 50 张以上床位的卫生机构中，各类医疗卫生机构的房屋建筑平均 50.9% 是 1980～1988年建设的，而乡卫生院房屋建筑 70% 以上都是 1979 年及以前建设的，将近 6% 的房屋属于危房，建筑状况明显比全国各类卫生机构的平均水平差（见表 11-1）。

表 11-1　卫生部门、集体所有制卫生机构房屋建筑情况

单位:%

卫生机构	1949 年以前建设	1950～1979 年建设	1980～1988 年建设	危房比重
各类医疗机构平均情况	4	45.2	50.9	4.6

卫生机构	1949 年以前 建设	1950～1979 年 建设	1980～1988 年 建设	危房比重
医院	3.7	49.7	47	4.7
乡卫生院	1	70.7	28.3	5.9

资料来源：摘自 1989 年《全国卫生部门房屋建筑情况调查》，调查范围包括全国 50 张病床以上的乡镇卫生院在内的卫生部门和集体所有制卫生机构。

这种状况 20 世纪 90 年代以来并没有得到有效改善，表 11 - 2 显示的是 2007 年几类卫生机构的资产状况。乡镇卫生院的资产负债率仅次于医院，达到 27%，而其平均每床固定资产则最少，只有 7.3 万元，低于社区卫生服务中心（站）1 倍多，也比街道卫生院也低了几乎 1 倍。

表 11 - 2 2007 年不同卫生机构的资产与负债状况

单位：万元，%

卫生机构	总资产	流动资产	固定资产	负债	净资产	资产负债率	平均每床固定资产
医院	76955751	22126008	54015209	22378349	54577402	29	26.4
疗养院	283189	75876	203842	65679	217510	23	9.8
社区卫生服务中心（站）	1355758	558076	783446	340183	1015575	25	15.2
街道卫生院	303815	105021	195995	71232	232583	23	13.3
乡镇卫生院	7436314	2161018	5229783	2002040	5434274	27	7.3

资料来源：根据《卫生统计年鉴 2008》整理。

从人才、床位和设备状况看，农村卫生机构也比较差。首先，县以下乡镇卫生院的设备状况大大不如较高级别的医院。从国家对医院的投入看，国家的资金大多投入到县级以上医院，县以下卫生机构的投入则较少。投资不足导致县以下的乡镇卫生院设施差、设备少，服务能力严重不足。乡镇卫生院万元以上设备大大低于县（市）医院。从表 11-3 的数据看，以农村为主要服务对象的县（市）医院万元及以上设备的拥有量只有城市县（市）医院的 1/5 强，二者的差距比城乡居民的收入差距还要大。不同地区县级医院的设备差距就更大了，一类农村地区的万元及以上设备的拥有量是四类农村地区的 5.4 倍（见表 11-3）。2007年，全国乡镇卫生院平均拥有万元以上设备 4.91 台，乡卫生院平均 3.6 台，大大低于疗养院 18.33 台的水平。县级医院虽然在设备等医疗条件上大大优于乡镇卫生院，但是城乡之间、经济发达地区与不发达地区之间的差别仍非常大。

表 11-3　2003 年各类卫生机构万元及以上设备平均拥有情况

单位：件

项　　目	城市合计	农村合计	一类农村	二类农村	三类农民	四类农村
乡镇（街道）卫生院	3.7	3.0	4.8	3.3	2.2	0.7
县（市）医院	356.3	75.1	84.5	100.8	56.2	15.6

　　资料来源：《中国卫生服务调查研究——第三次国家卫生服务调查分析报告》，第146~153 页。

　　从卫生技术人才看，卫生技术人员主要集中在县级及以上医院，县级医院的卫生技术人才的增长速度较慢。从图 11-3 和图11-4 看，市每千人口卫生技术人员数和每千人口医生数都大大高于县的水平。2003 年以来，虽然国家非常重视农村卫生事业，但是县每千人口卫生技术人员数和医生数却都比 20 世纪 90 年代有所下降，到 2007 年，县每千人口医生数才达到 0.93 人，不及1990 年 0.98 人的水平，更不及整个 20 世纪 90 年代的 1 人以上的水平，而市每千人口医生数则达到 2.22 人，与前几年相比呈缓慢上升趋势，城乡之间卫生技术人员的数量差距在拉大。

　　从不同类型和级别医院看，我国各类医院、疗养院卫生人才比较多，如 2007 年各类医院卫生技术人员平均是 142.64 人，疗

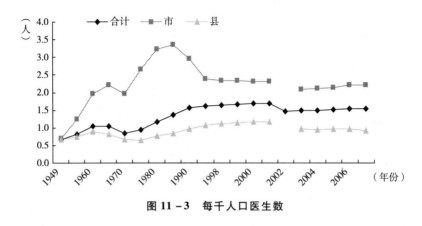

图 11 - 3　每千人口医生数

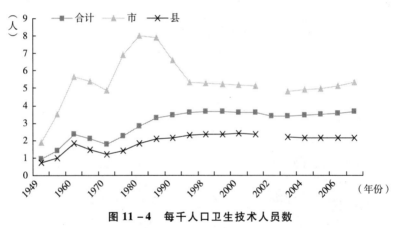

图 11 - 4　每千人口卫生技术人员数

养院达到 44.65 人，但是乡镇卫生平均卫生技术人员只有 21.85 人（见表 11 - 5）。一般来说，一个乡镇卫生院辐射的区域人口大概在 2~3 万人，这种人才配置的不平衡可见一斑。

表 11 - 5　2007 年各级医疗机构人员和设备状况

	平均人员数（人）	平均卫生技术人员（人）	床位（张）	设备（万元）	设备（台）
医院	179.08	142.64	134.75	935.34	75.23
疗养院	85.9	44.65	180.75	160.16	18.33

	平均人员数（人）	平均卫生技术人员（人）	床位（张）	设备（万元）	设备（台）
社区卫生服务中心（站）	6.53	5.53	2.83	15.41	1.4
其中：社区卫生服务中心	33.58	27.51	17.82	92.45	10.29
社区卫生服务站	2.95	2.63	0.85	5.23	0.23
卫生院	26.12	21.85	18.76	24.38	4.91
其中：街道卫生院	37.1	31.15	19.97	48.64	8.36
乡镇卫生院	25.9	21.66	18.74	23.89	4.84
其中：中心卫生院	42.07	35.5	—	43.22	8.37
乡卫生院	20.2	16.78	—	17.08	3.6

资料来源：根据《中国卫生统计年鉴2008》整理。

从整体分布来看，卫生技术人员70%分布在市级以上城市，县只有30%左右的卫生技术人员。30%左右的卫生技术人员要服务60%左右的人口，所以从人口与卫生人力资源的配置来看，农村三级医疗服务网的服务能力是非常不足的（见表11-6）。

表11-6 2007年市、县卫生技术人员情况

单位：人，%

项目	合计	执业（助理）医师	执业医师	注册护士	药师（士）	技师（士）	其他
总计	4787610	2012914	1644467	1543257	325212	289404	616823
市	3315847	1374189	1189113	1165456	216706	200882	358614
其中：县级市	754355	324691	254699	226557	54716	44813	103578
县	1471763	638725	455354	377801	108506	88522	258209
市百分比	69.26	68.27	72.31	75.52	66.64	69.41	58.14
县级市百分比	15.76	16.13	15.49	14.68	16.82	15.48	16.79
县百分比	30.74	31.73	27.69	24.48	33.36	30.59	41.86

资料来源：《中国卫生统计年鉴2008》。

从卫生技术人才的素质结构看，城乡之间的这种不平衡就更显著了。从卫生技术人员的职称结构和学历结构看，农村卫生机构卫生技术人员的学历结构和职称结构明显太低。如表 11 - 7 所示，根据 2003 年第三次国家卫生服务调查数据，我国县级卫生机构中人员职称结构以初级和中级为主，约占 70%，中专学历占 54.2%。在乡镇卫生院，职称结构以初级及初级以下职称为主，达到 81%，高级职称只有 0.5%，从学历来看，乡镇卫生院中 80.7% 的卫生技术人员是中专学历。

表 11 - 7　2003 年县乡医疗机构技术人员技术职称和学历结构

单位:%

职称/ 学历	乡镇卫生院					县医疗机构				
	均值	一类	二类	三类	四类	均值	一类	二类	三类	四类
高级	0.5	0.6	0.4	0.6	0.3	5.6	5.3	6.5	4.4	3.6
中级	11.0	14.0	8.5	11.0	12.0	29.0	28.0	32.0	26.0	25.0
初级	39.0	44.0	36.0	40.0	36.0	42.0	46.0	40.0	42.0	40.0
士/员级	42.0	39.2	44.3	42.8	47.2	19.0	18.2	17.4	22.7	21.8
硕/博	0.0	0.0	0.0	0.0	0.0	0.1	0.1	0.1	0.1	0.0
本/本科	19.3	23.1	18.7	17.3	17.4	45.7	45.3	50	39.6	35.4
中专	80.7	76.8	81.3	82.7	82.6	54.2	54.6	49.9	60.4	64.6

资料来源:《中国卫生服务调查研究——第三次国家卫生服务调查分析报告》，第 146 ~ 155 页。

由于财政投入不足，医疗机构收入来源的很大部分是服务和药品收入。表 11 - 8 是 2007 年各类医疗机构的收入状况。可以看出，财政补助收入在医院收入中的比重在各类医院中不足 10%，在乡镇卫生院中不足 1/4。医院收入的 90% 以上来自业务收入，乡镇卫生院的收入中 74% 来自业务收入。从支出来看，各类医院的人员支出费用占总收入的 25% 多，而在乡镇卫生院中人员支出占总收入的比重则达到30%以上。政府的补贴不足以支付人员开支，创收对医院来说非常重要，甚至成为医院经营的主要目标之一。

只要医疗机构的收入来源是服务收入，医疗服务的价格就很难下来。医疗服务的质量与医疗服务价格成正比，县级及以上医院服务质量较好，可是收费也高。表11-8显示，医院的门诊病人人次医疗费是128.3元，乡镇卫生院是78.7元；医院的住院病人人均医疗费是4911.5元，乡镇卫生院是1292.4元；医院的日均住院医疗费是462.2元，乡镇卫生院是268.4元。乡镇卫生院的收费较少，可服务质量也比较差，其价格相对于其服务质量而言并不是很低。由于乡镇卫生院服务的性价比不高，所以，很多人小病在村级诊所就诊，大病就去县及县以上医院，乡镇卫生院并没能很好地发挥作用。

表11-8　2007年不同医疗机构的收入来源

单位:%，元

指标名称	医院	综合医院	中医医院	社区卫生服务中心	乡镇卫生院	妇幼保健院
财政补助收入	8.08	7.14	9.15	16.22	24.17	13.25
上级补助收入	0.42	0.46	0.34	1.61	1.68	0.66
业务收入	91.5	92.4	90.52	82.18	74.15	86.1
其中：医疗收入	48.52	49.43	43.77	27.88	29.15	58.17
药品收入	41.28	41.35	44.89	50.18	39.05	25.82
其他收入	1.70	1.62	1.86	4.12	5.95	2.11
人员支出占总收入比重	25.19	24.47	28.06	29.42	30.61	30.61

指标名称	医院	综合医院	中医医院	社区卫生服务中心	乡镇卫生院	妇幼保健院
离退休费占总收入比重	2.58	2.49	2.72	3.40	5.65	3.26
门诊病人人次医疗费	128.3	131.2	101.3	115.6	78.7	93.5
住院病人人均医疗费	4911.5	4901.6	3775.0	4929.9	1292.4	1938.2
住院病人日均住院医疗费	462.2	495.2	356.1	345.3	268.4	363.0

资料来源：《中国卫生统计年鉴 2008》。

在农村三级医疗服务网络中，县乡两级医疗机构属于国家办的事业单位，不管拨款的额度如何，毕竟还是国家办的机构，能够享受财政的补贴，但是村级医疗机构就完全属于自收自支的营利机构了。由于没有财政支持，村级医疗机构的发展并不容易，所以，村级医疗机构的规模一般都比较小。调查显示，在村级卫生机构中，21.5%的村卫生室只有 1 个医用房间，23.7%的卫生室有 2 个房间，25.8%的卫生室有 3 间房，拥有 4 个及 4 个以上房间的卫生室合计为 29%。① 村卫生室的医疗设备一般只有听诊器、血压计等最基础的东西，其他好一点的医疗设备几乎没有。但村卫生室因为距离近、方便而成为多数农民看病的首选医疗机构，在农村医疗体系中发挥着非常重要的基础性作用。

---

① 韩俊、罗丹、赵卫华：《中国农村医疗卫生状况调查与分析》，《改革》2005年第 2 期。

在人民公社时期，村卫生室主要在集体经济的支持下维持运转。改革开放以来，随着集体经济的衰落，村卫生室的发展逐渐没有了经济依托，很多村卫生室通过承包、村医联办等形式转变为私营了，村级医疗机构逐渐变成以私人开业的诊所为主，基本上私营化了。

村级医生中有一大部分是人民公社时期的赤脚医生，还有一些就是专业学校出来的毕业生。近年来，国家加大了对基层农村卫生事业建设，乡村医生的素质有所提高，但是从总体上看，村级医疗人员的整体素质仍然非常低，根据《中国卫生统计年鉴2008》数据，我国乡村卫生技术人员的学历结构如图 11 - 4 所示，大专及以上学历者有 35953 人，占 4% 多点，中专学历/水平者有 600072 人，占 71% 多，这些人中有的是相当于中专学历，并没有接受正规的中专卫生技术教育，其他还有 203992 人属于在职培训合格者，占 24% 多。

在很多地方，为了有效地整合农村医疗卫生资源，新型农村合作医疗制度实施以后，村卫生室直接被纳入新型农村合作医疗服务体系，由乡镇卫生院进行业务管理。这些纳入管理的卫生室，在接受乡镇卫生院管理的同时，收入上则采取分成的方式，从收入上来讲，它们完全是一个市场主体，通过业务盈利而获得收入。被纳入合作医疗服务体系的村级卫生室，其卫生技术人员有些仍然是以前的赤脚医生，年龄偏大，学历偏低，很多人是小学或者初中文化水平，没有受过专业训练。纳入管理后，这些人在业务能力方面也很难提高。

二 当前农村医疗服务体系存在的问题

新农合实施以后，农村医疗机构的投入、诊疗人次、收入、

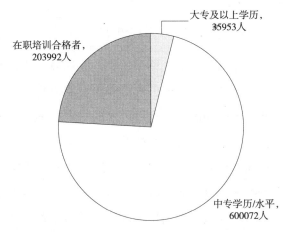

图 11 - 4　乡村医生的学历结构

资料来源:《中国卫生统计年鉴 2008》。

技术人员状况、设备等都有一定提高，但是农村医疗服务质量距离农民需求还是有很大差距。如长期从事贫困地区乡镇卫生院帮扶工作的农工党中央社会服务部部长焦平生对《第一财经日报》表示，农村基础卫生设施建设和农村卫生队伍的建设是推行新型农村合作医疗制度的关键所在;① 顾昕认为能否通过合理的制度设计，为新农合参加者提供适当的医疗服务，涉及医疗服务的可得性和可及性问题，但是由于农村医疗服务网络在机构数量和覆盖情况、人力资源状况和设备设施情况方面还存在很大的不足，因此，目前农村医疗服务网络无法为新农合的正常运转提供可靠的组织保障。② 笔者认为，当前，农民医疗服务体系主要存在以下问题。

---

① 《5 年投 200 亿农村卫生发展规划启动在望》，http://www.chinapharm.com.cn/html/hyyw/10315620051019.html。

② 顾昕:《农村医疗服务体系的能力建设与新型合作医疗的运行》，《河南社会科学》2007 年第 3 期。

（一）人员过剩与人才短缺并存

县乡两级医疗机构是事业单位，收入有保障，待遇好，社会地位也高，所以这类单位也不免成为一些有能力找好工作的人员的去处。这些单位的编制都是按照国家的一定标准下达的，一些非专业的人占据了这些位置，那些专业人员就进不去。县乡两级卫生机构一方面冗员多，另一方面是一线专业技术人员不足，特别是高水平的技术人员短缺，这是制约农村医疗机构服务能力提高的一个重要问题。表 11-9 是某大城市下属的各区县公共卫生人员的学历结构，可以看出，在这些机构中，非专业人员占了多数，如县预防监督所，53% 的人属于非专业人员，区县疾病预防控制中心中 48% 的人属于非专业人员，乡镇卫生院防保机构中 35% 的人属于非专业人员。

表 11-9 某市公共卫生机构中人员的专业结构

单位：人，%

各类预防保健机构	基础	预防	临床	其他	合计
区县预防监督所人员的专业结构	32	366	130	587	1115
	3	33	12	53	100
区县疾病预防控制中心（CDC）	15	513	206	668	1402
	1	37	15	48	100
区县乡镇卫生院预防保健机构	14	352	411	419	1196
	1	29	34	35	100

资料来源：某市卫生局。

（二）服务能力不足与过剩并存

在农村三级医疗服务网络中，县中心医院通常人满为患，门诊和住院都比较拥挤，看病难的问题是存在的。乡镇卫生院虽然在基本医疗和公共卫生服务中发挥着最重要的作用，但是普遍存在病床使用率低、业务量不足等问题。我们在乡镇卫生院的调查中，有的乡镇卫生院领导就说，他们那里并不存在看病难的问题，而是医院"吃不饱"的问题。据了解，很多乡镇卫生院业务量不足，不能满负荷运转，实际业务量只能达到40%，各乡镇卫生院为了吸引患者，都配备了专门接送病人的车辆，免费接送病人。对于住院的病人，还提供免费伙食。由于农村交通便利了，各乡镇卫生院和县医院都有业务竞争，乡镇卫生院在招徕顾客（病人）上还是下了一番工夫的。所以从这个角度看，农村似乎并不存在看病难的问题。

但是，由于乡镇卫生院的性价比不高，所以人们生大病还是更愿意到县医院接受治疗，小病在村里买点药就行了。这样一来，县医院人满为患，乡镇卫生院却比较冷清，乡镇卫生院并没有很好地发挥其预期的作用。

村级医疗机构在农民医疗服务中发挥着非常大的作用。村级医疗机构由于其方便、服务态度好而获得村民的认可，农民生小病主要是在村级医疗机构就诊。但是这一级医疗机构的主要问题是服务质量不高、人员素质偏低，很难提供优质的医疗服务。从这一级医疗机构在农村医疗服务中实际发挥的作用看，这一级医疗机构还需要大大加强，特别是要加大人才队伍建设力度，培养和引进一批用得上、留得住的高素质的村级医疗服务人才队伍。

（三）财政投入严重不足，过度市场化[①]

当前，县乡两级医院名义上是公立医院，但是实际上主要

---

① 这两年又有所变化，变成过度行政化。据了解，在有些地方，卫生行政部分强行把农村的私人诊所并入公立医疗网络，规范了，但是又不方便了。医生到点下班了，农民生病却不按上下班的时间，由此带来了新的问题。

靠业务收入生存，财政支持严重不足。如表 11-8 所示，在各类医院收入中，财政补助和上级补助收入只占 8.5%，医院收入的 91.5% 是业务收入；在乡镇卫生院收入中，财政补助和上级补助收入占 25.85%，业务收入占了 74.1%。而在支出方面，医院人员支出占总收入的比重是 25.19%，乡镇卫生院人员支出占总收入的比重达到 30.61%。财政投入不能满足人员开支的需要，医疗机构必须靠业务收入负担人员开支。这增加了各级医疗机构营利的冲动，对医疗机构发展和降低医疗费用都非常不利。

特别是乡镇卫生院，前几年由于业务量不足，收入不足，很多乡镇卫生院运营比较困难。新型农村合作医疗制度的建立为乡镇卫生院的发展提供了一个很好的契机。在目前的报销政策下，县乡两级医院，特别是乡镇卫生院，在新型农村合作医疗制度的发展中受益颇多，如在我们调查的 W 县，新农合补偿资金总额的约 40% 都流入了乡镇卫生院。但是，如果把新型农村合作医疗制度当作农村卫生事业发展的救命稻草，则有点本末倒置。新型农村合作医疗制度是为农民看病难、看病贵开出的药方，然而，要真正解决这个问题，还要依靠农村医疗服务机构提供质优价廉的服务，所以农村医疗机构的发展是这一问题解决的必要条件。在调查中，有个乡镇卫生院院长给我们算了一笔账，就他们那个卫生院，一年的人员经费和必要的办公经费加起来也就 30 多万元，辖区内人均 30 元的医疗费用就可以养活这个卫生院了。他认为，如果能够不靠创收生存，乡镇卫生院就能够大幅度降低医疗服务的价格，农民就能够获得比现在更多的实惠。因此，只有增加投入，提高农村医疗机构的服务能力和服务质量，使农村医疗机构成为名副其实的公立医疗机构，降低医疗服务的价格，才能最终解决农民看病难、看病贵的问题。

（四）农村医疗卫生资源配置的错位

从理论上来讲，农村三级网之间的分工基本上是明确的，县级医院和乡镇卫生院承担住院和门诊服务，村级医疗机构主要开展门诊服务。农民小病和一般性疾病到村级医疗机构和乡镇卫生院，大病到县级医院就可以了。然而，从就医选择来看，农民大病主要依赖县级医院，小病主要依赖村级医疗机构，乡镇卫生院地位尴尬。从服务提供来看，县医院医疗服务资源紧张，乡镇卫生院业务不足，村级医疗机构治疗效果又有限。但是从合作医疗补偿政策的导向看，在乡镇卫生院看病报销比例高，在更高级别的医院报销比例低，这是当前农民就医选择的难题。

总体来看，农村三级医疗服务体系的服务能力与城市相比还有很大差距，与农民的需求相比也还有很大差距。农村医疗服务体系的公益性不足、服务质量整体不高，影响了农民优质医疗服务的可及性，也影响了新型农村合作医疗制度的保障水平和资金的使用效益。

因此，有必要根据三级医疗机构在农村医疗服务中的地位更有效地配置资源：即进一步加强县级医院的能力建设，根据县医院和乡镇卫生院的服务辐射能力进一步整合乡镇卫生院资源，撤并一批服务能力不足、业务不足的卫生院，建立一批服务能力更强的区域性医院，同时强化村级医疗机构在农村卫生服务中的作用，加大村级卫生机构的人才培养，提高村级医疗机构的服务能力。

三 农民对各级医疗机构的就医选择

农村三级医疗网络是农村合作医疗制度实施中的一个重要环节，是农村医疗服务的主要提供者。第三次国家卫生服务调查结果显示：2003 年，农民经常利用的医疗卫生服务机构，首先是村卫生室，占 53.5%，其次是乡镇卫生院，占 25.8%，再次是县医院，占 10.7%，在县级以上医疗机构看病的只有 10%。[①] 其中，农村住院服务的提供者主要是县级医院和乡镇卫生院，门诊服务主要在乡镇卫生院和村卫生室，县级医院也提供一部分门诊服务。

（一）农民对各级医疗机构的评价

从我们的抽样调查看，农民对各级医院的服务态度和治疗效果的评价还是比较中肯的。当然，各地的情况有所差异，像北京，农村的医疗条件大大好于中西部地区，从农民的评价看，对乡镇卫生院的效果评价要好于村级医疗机构，但比上级医疗机构差一些（见表 11－10）。

表 11－10 北京农村居民对各级医疗机构的评价得分（10 分制）

单位：分

医疗机构	方便性	服务态度	费用	效果
村个体诊所	8.86	8.41	7.48	6.35
村卫生室	8.99	8.50	7.22	6.58
乡镇卫生院	7.94	7.78	6.88	6.93
县中心医院	7.14	8.01	6.79	7.82

---

① 卫生部统计信息中心：《中国卫生服务调查研究——第三次国家卫生服务调查分析报告》，中国协和医科大学出版社，2004，第 33 页。

医疗机构	方便性	服务态度	费用	效果
县中医院	7.08	7.71	7.19	7.57
县以上医院	5.88	7.79	6.43	9.02

资料来源：本课题组调查数据。

但是从 X 县农民对当地各级医院的评价看，村个体诊所和村卫生室的效果在农民看来要好于乡镇卫生院，对乡镇卫生院的效果评价是最差的，服务态度评价也是最差的（见表 11－11）。

表 11－11　X 县农民对各级医疗机构的服务质量评价（10 分制）

单位：分

医疗机构	方便性	服务态度	费用	治疗效果
村个体诊所	8.71	8.63	7.63	7.38
村卫生室	7.94	7.74	7.12	6.76
乡镇卫生院	7.11	7.13	6.37	6.63
县中心医院	6.24	7.18	5.87	7.91
县中医院	6.05	7.17	5.62	7.40
县以上医院	6.62	7.77	5.35	8.33

资料来源：本课题组调查数据。

总体来看，在医疗机构的选择上，支配农民选择行为的主要还是医疗机构的服务质量。鉴于对医疗机构的上述认识，人们生大病时更愿意到县医院接受治疗，生小病时则更多地在村里买点药就行了，乡镇卫生院因其性价比不高而较少被人们考虑。特别是现在，乡村的交通越来越方便了，在近郊区，去乡镇卫生院的方便程度和去县级医院的方便程度相差不大，所以近郊区的乡镇卫生院在业务竞争上明显处于劣势（见表11－12）。

表 11 – 12　W 县村民生大病和生小病时的医疗机构选择

单位：次,%

医院类型	生大病			生小病		
	频次	百分比	有效百分比	频次	百分比	有效百分比
村卫生室	46	10.90	10.98	248	58.77	59.05
乡镇医院	121	28.67	28.88	154	36.49	36.67
县 医 院	242	57.35	57.76	9	2.13	2.14
其　　他	10	2.37	2.39	9	2.13	2.14
小　　计	419	99.29	100.00	420	99.52	100.00
缺　　失	3	0.7109	—	2	0.48	—
合　　计	422	100	—	422	100	—

资料来源：中国社会科学院合作医疗评估组 2006 年抽样调查数据。

从全国来看，农民对医疗机构的选择分化更加明显。生大病时，接近 60% 的农民都去县级医院，选择到乡镇卫生院的不足 20%，生小病时，72% 以上的农民都选择在村卫生室就诊，选择乡镇卫生院的只有 20% 多一点。由此可见，乡镇卫生院的定位与农民的就医选择有一定的错位。这一方面体现了人们对健康服务的需求在提高，另一方面也反映了我国农村三级医疗体系建设在布局和定位上存在的问题（见表 11 – 13）。

表 11 – 13　农民生大病和生小病时的医疗机构选择

单位：次,%

医院类型	生大病			生小病		
	频次	百分比	有效百分比	频次	百分比	有效百分比
村卫生室	155	10.54	10.66	1067	72.54	72.83
乡镇医院	280	19.03	19.26	305	20.73	20.82

医院类型	生大病			生小病		
	频次	百分比	有效百分比	频次	百分比	有效百分比
县 医 院	871	59.21	59.90	38	2.58	2.59
其 他	148	10.06	10.18	55	3.74	3.75
小 计	1454	98.84	100	1465	99.59	100
未 回 答	17	1.16	—	6	0.41	—
合 计	1471	100		1471	100	

资料来源：中国社会科学院合作医疗评估组 2006 年抽样调查数据。

从农民选择医疗机构的影响因素看，价格、距离和服务质量是三个最主要影响因素，对小病而言，方便廉价最为重要，所以小病应该尽量在村级医疗机构解决，价格要低廉。而对大病而言，服务质量是最为重要的，因此，高质量的服务是大病患者最主要的要求，价格当然也是一个重要影响因素，但如果价格在农民可承受的范围内，则质量是最重要的影响因素。从目前来看，村级医疗机构能够满足方便和廉价的需求，但是由于村级服务质量难以保障，有的甚至小病治成大病，如村医中滥用药物的现象比较多，有的老年人腿疼就给开激素类的止疼药，结果，腿疼没有治好，反而得了股骨头坏死的大病，因此，这类医疗机构亟待提高医疗服务质量。对于农民的大病需求，乡镇卫生院现在的服务质量也很难满足，所以很多大病患者更愿意舍近求远，去县级医疗机构就医。

新型农村合作医疗制度的开展既是对农村医疗服务网建设的一个推动，也对农村医疗服务提出了新的要求。从现在的情况看，一方面新型合作医疗制度的实施对农村医疗机构的发展有很大促进，另一方面农村医疗服务系统的发展状况也影响到新农合制度实施的效果，农民能否获得质优价廉的医疗服务，看得上病、看得起病，最终还要看农村医疗服务网络能否提供良好的医疗服务。可以说，在目前新型农村合作医疗补偿比例低，补偿属地化的情况下，农村医疗服务体系的发展状况很大程度上决定了农民是否看得起病、放心地看病。

第十二章　新型农村合作医疗制度与乡镇卫生院的发展

乡镇卫生院是国家医疗体系延伸到农民的一个重要环节，这一级医疗机构的发展对促进农民医疗服务可及性有非常重要的影响。新农合实施以来，乡镇卫生院有了较快发展。

一　新型农村合作医疗制度对乡镇卫生院发展的影响

新型农村合作医疗制度实际上是政府和农民联合向医疗机构买服务。新型农村合作医疗制度实施以后，农民看病的需求得到释放，住院和门诊服务利用水平都有较大幅度的提高。参合人员就医和新农合补助是农村医疗服务机构的主要收入来源之一。合作医疗补偿政策对引导患者和补偿资金的流向起主要作用，合作医疗补偿人员和补偿资金在不同医疗机构的分配也是医疗机构的发展机会和收入来源的一种再分配，这对农村医疗机构的发展有很大影响。

当前，新型农村合作医疗补偿政策向基层倾斜是一个很普遍的做法。从本研究调查的情况看，这些政策又分为两类，一类是分段设定补偿比例，同时根据医院级别规定不同补偿比例，越是基层医院，医疗费用补偿的比例越高，越是高级别的医院，医疗补偿的比例越低。一类是不分段补偿，只区分医院级别，级别越低，补偿比例越高，医院级别越高，补偿比例越低。有的有起付线，有的没有起付线。有起付线的，医院级别越低，起付线越低，医院级别越高，起付线越高。鼓励使用低端医疗机构，限制到较高级别医院就诊。这种补偿政策的最大受益者是乡镇卫生院。

从现实来看，这种做法确实促进了农村基层医疗卫生机构的发展。另一方面，我们也要看到，农村基层医疗机构报销比例虽大，但服务质量不高，在医疗服务质量不能满足农民需求的情况下，补偿政策向基层倾斜是不利于提高农民的大病可及性的。越来越多的农民治疗大病到县及县以上医院，这种趋势还在增强。这一方面不利于农村医疗卫生事业的发展，另一方面也增加了农民的看病成本和医疗负担，对农民医疗服务的大病可及性和公平可及性有非常不利的影响。从本课题组在 W 县、X 县和北京市的调查看，新农合补偿资金促进了乡镇卫生院的发展，但是这种促进作用在减弱。

（一）合作医疗资金在农村三级医疗服务网的分布

从合作医疗资金补偿资金的分配看，乡镇卫生院和县医院的补偿是主要部分。2006～2007 年，根据获得补偿资金的比例大小，在 W 县，住院补偿资金的分割比例从高到低依次是县医院、乡镇卫生院和县外医院；门诊补偿资金的分割比例从高到低依次分别是村卫生室、乡镇卫生院、县医院和县外医院；合计获得补偿资金的比例从高到低依次是乡镇卫生院、县级医院、村卫生室和县外卫生机构（见表 12 - 1）。2006 年县乡两级医疗机构获得的合作医疗补偿资金合计占82%以上，2007 年乡村两级合作医疗机构和补偿政策调整，村级合作医疗定点机构一部分是乡镇卫生

院的下设点，一部分是纳入乡镇卫生院管理的村级诊所。乡镇卫
生院设点实际上是乡镇卫生院门诊服务的延伸，村级诊所获得的
收入，由村卫生室和乡镇卫生院四六分成，所以，2007 年虽然村
级医疗机构获得的合作医疗补偿资金的比例上升，但是这其中大
部分仍然是乡镇卫生院的收入，因此，乡镇卫生院和县级医院所
获得的补偿资金仍是补偿资金的主要部分。

表 12 -1　2006~2007 年度 W 县新型农村合作医疗补偿支出
在各级医院的分配比例

单位:%

医疗机构	住院补偿支出的分配比例		门诊补偿支出的分配比例		总补偿支出的分配比例	
	2007 年	2006 年	2007 年	2006 年	2007 年	2006 年
村级医疗机构	—	—	2.91	53.05	0.71	25.06
乡级医疗机构	34.05	32.99	74.71	28.10	44.02	30.68
县级医疗机构	43.95	41.88	20.88	18.15	38.29	30.67
县外医疗机构	22.01	25.13	1.50	0.70	16.98	13.59
合　　计	100	100	100	100	100	100

资料来源：本课题组调查数据。

在 X 县，2005~2007 年，合作医疗补偿资金也主要流向乡镇
医院和县级医院，二者合计在 70% 以上，合作医疗补偿资金的具
体流向如表 12 -2 所示。

表 12 -2　X 县 2005~2007 年合作医疗补偿资金在各级医院的分配比例

单位:元,%

医疗机构	补偿金额			各级医院所占比重		
	2005 年	2006 年	2007 年	2005 年	2006 年	2007 年
乡级医院	2847657.25	9197481	9104736	36.66	31.69	23.20
县医院	3124626	12917490	18714164	40.22	44.50	47.68
市医院	568917.31	2478266	3853354	7.32	8.54	9.82

医疗机构	补偿金额			各级医院所占比重		
	2005 年	2006 年	2007 年	2005 年	2006 年	2007 年
省及省外	1227162.75	2478266	7580301	15.80	8.54	19.31
合　　计	7768363.31	29027530	39252556	100	100	100

资料来源：本课题组调查数据。

从就医补偿的参合人员分布看，也主要集中在县乡两级医院，在 W 县，县乡两级医疗机构的住院人次合计在 90% 以上（见表 12 - 3）。

表 12 - 3　W 县合作医疗住院服务在三级医疗机构中的分布

单位：人次,%

医疗机构	住院人次		百分比	
	2006 年	2007 年	2006 年	2007 年
乡级医疗机构	6083	4892	53.87	39.10
县级医疗机构	4673	6492	41.39	51.88
县外医疗机构	535	1129	4.74	9.02
合　　计	11291	12513	100	100

资料来源：本课题组调查数据。

在 X 县，县乡医疗机构的参合住院报销人次占总报销人数的 80% 以上，如表 12 - 4 所示。

表 12 - 4　X 县合作医疗住院服务在三级医疗机构中的分布

单位：人次,%

医疗机构	住院人次			所占比重		
	2005 年	2006 年	2007 年	2005 年	2006 年	2007
乡	9082	23982	18897	50.60	52.05	37.67
县	5852	14909	19802	32.60	32.36	39.47
市	1245	3594	5208	6.94	7.80	10.38

医疗机构	住院人次			所占比重		
	2005 年	2006 年	2007 年	2005 年	2006 年	2007
省级及省级以上	1771	3594	6262	9.87	7.80	12.48
合　计	17950	46079	50169	100	100	100

资料来源：本课题组调查数据。

（二）参合人员就医流向县乡两级，但流向乡镇卫生院的比例在下降

从总体来看，参合人员主要在县乡两级医院住院，但是从历史变化看，无论是 W 县还是 X 县，参合人员就医流向和补偿资金流向都出现了一些变化，即2005～2007 年，一个趋势是在乡镇卫生院住院的参合人员比例变小。如在 X 县，2005 年和2006 年，参合人员在乡镇卫生院住院的比例分别是50.60%和51.22%，在2007 年就下降到37.67%，合作医疗补偿资金流向乡镇卫生院的比例也从2005 年的36.66%下降到2007 年的23.20%。同期，该县乡镇以上各类医院参合人员住院人次均有增加。在 W 县，2006年参合人员在乡镇卫生院的住院人次占总人次的53.87%，2007年降低到39.10%，只是乡镇卫生院获得补偿资金的份额却只下降了不到2个百分点，这主要是因为村级门诊的补偿费用中大部分流向了乡镇卫生院。

很多人认为，乡镇卫生院是合作医疗的最大受益者之一。但是，由于乡镇卫生院服务质量不高，即使价格相对低廉，对农民的吸引力仍然不大。各地新型合作医疗的报销政策都试图引导住院病人在乡镇卫生院住院，但从参合人员就医的流向来看，参合人员在乡镇卫生院住院的比重却呈下降趋势，如图12－1所示，合作医疗的报销政策对农民医疗机构选择的引导作

用在减弱。

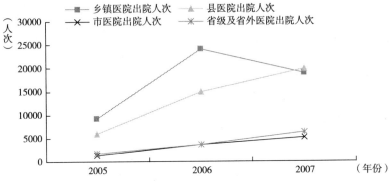

图 12 – 1　X 县 2005～2007 年出院人次的变化情况

　　农民看病更多地去县级及县级以上医院是合作医疗发展中的一个趋势，这一点在别的研究中也有所印证。如罗敏等人对云南玉龙县的研究也发现了此类问题。玉龙县奉科乡是玉龙县交通最不便利的一个乡，农民要走一天时间才能走到乡政府，从乡政府坐车到县城还需要花半天时间。即便如此，村民们还是愿意多花钱到离自己住所最远的县医院就诊，尤其是遇到大病需要住院治疗的时候。① 这说明，在乡镇卫生院服务质量难以满足农民医疗消费需求的情况下，随着经济能力的提高，农民的就医需求上移是一个普遍趋势。

　　乡镇卫生院参合人员住院人次的下降很大程度上反映了乡镇卫生院的问题，即它还不能很好地满足患者的医疗服务需求。如我们在 X 县的访谈中，有些农民对现在的合作医疗报销政策有意见，有的人认为乡镇合作医疗定点医院医疗技术太差。

　　"对于定点医院，他说他们镇上的医院治疗效果不好，而且

---

① 罗敏、高梦滔、顾昕：《农村三级医疗服务体系在"新农合"中的角色——以云南省玉龙县为例》，《云南社会科学》2008 年第 1 期。

服务态度也不好。上次他的手弄伤了，虎口开了一条长长的口子。去了镇医院，那里的医生直接就说不会治。后来他去了二医院，缝了针，治好了。""首先，合作医疗到指定的医院看病治疗十分不方便，有些定点医院卫生条件都存在很大问题，根本让人信不过，这让生了大病的人（小病一般都到个体或村卫生室买点药就行了）怎么敢为了多报点钱而住进这样不合格的（乡镇）医院呢？而到其他医院又报销得太少！"——课题组访谈资料。

一些人得了大病宁愿多花钱不报销，也不愿意去技术水平差的乡镇定点医院。如有一户调查对象在 2007 年全家均加入了农村合作医疗，除了户主本人因感冒、摔伤进行过住院治疗外，其他家人没有生过病，平时为了方便都是去村个体诊所治疗买药。最近一次看病是 2007 年 7 月，因为户主摔伤而在合作医疗定点医院住了一天，剩下近半月时间均在市内一家亲戚开的私人医院治疗，因而省去了床位费、护理费、住宿费、伙食费、陪护费等其他费用，医药费花了 900 多元。此次看病前前后后花了近 3000 元，一年时间加上其他小病总计花了 4000 元。虽然加入了合作医疗，但是因为嫌报销手续麻烦，又没有去定点医院住院治疗，没有报销一分钱。该户对合作医疗有一些意见：一是报销部分仅限医药，面太窄；二是一进医院，医院就询问是否已加入合作医疗，只要回答加入了合作医疗，相应的治疗、检查、医药费用就会多；三是认为服务态度和医疗效果均不太好；四是必须住院，同时费用必须达到一定金额才能享受部分报销。总的说来，享不享受合作医疗没多大差别，他们所在的乡镇定点医院"四医院"也被他们戏称为"死医院"。

(三) 农民就医上移给乡镇卫生院发展带来挑战

新农合实施以后，农民在乡镇卫生院的就医曾经有大幅上升，但是之后就开始下降。随着农民参合率的提高，乡镇卫生院的住院业务是否能够非常稳定地增长呢？从调查来看，虽然乡镇卫生院的绝对业务量在增长，但是其在农村住院医疗服务市场中的份额却有逐步减少的趋势。农村合作医疗制度实施所释放的住院服务需求对乡镇卫生院的业务促进作用变小了。从 X 县 2005 年以来新型农村合作医疗实施以来的情况看，合作医疗参与率与医院出院人次有很大的相关性，但是各级医院出院人次的变化却不尽相同。如该县 2005 年实施合作医疗，当年合作医疗参合率只有 46.35%，第二年上升到 74.79%，第三年进一步上升到 90.58%。从各级医院合作医疗出院人次的变化情况看，各级医院的出院人次也都有相应的增加，但是增加的趋势却不尽相同。随着参合率的大幅度提高，乡镇卫生院出院人次在大幅度增长后又大幅度下降，其他各级医院的合作医疗住院出院人次与参合率的变化较为一致，出院人次都在稳定增长。

这种情况在其他地方也是如此，在医疗资源丰富的北京，这种情况更为突出。以北京为例，这几年，新农合提高了农民的支付能力，农村居民的生病就医率大大提高了。但是，也出现了一些新问题。随着农民的收入增长加快，支付能力提高，医疗服务需求也在提高。农民到较高级别的医院就诊的比例也在大幅度提高，如表 12 - 5 所示，2007 年与 2005 年（1 ~ 12 月）相比、2008 年与 2007 年（1 ~ 6 月）相比，农村居民在乡镇医院就医的数量连续下降，而在区县就医的比例则连续上升，像一些远郊区县，2008 年在乡镇就诊的人数都下降了 55% 以上，最高下降幅度达到 81% 以上。

表 12 – 5　北京市参合农民医疗机构选择状况

单位:%

区（县）	2008 年与 2007 年 (1～6 月) 相比			2007 年与 2005 年 (1～12 月) 相比		
	区(县)外	区(县)	乡镇	区(县)外	区(县)	乡镇
C 区	-1.71	1.69	33.51	0.60	-0.95	-8.49
F 区	-12.06	68.39	-81.78	—	—	—
H 区	4.03	-34.50	32.87	1.13	21.03	-22.72
M 区	5.31	-5.44	—	20.77	-14.96	—
FS 区	44.24	14.33	-55.53	-40.82	35.23	-40.11
T 区	12.18	-8.73	11.86	27.21	2.24	-9.07
S 区	-7.86	0.43	4.16	14.62	18.89	-41.98
CP 区	34.48	-8.02	71.02	-8.81	0.97	—
D 区	-27.93	-4.22	47.13	8.90	8.26	-35.03
HR 区	-6.25	0.60	1.38	26.66	-0.82	-8.72
P 区	14.73	-25.60	138.12	-88.78	46.27	-1.07
X 县	10.60	-4.95	72.58	72.05	-15.29	-75.15
Y 县	-6.49	21.11	-68.20	16.47	5.38	-23.98
合计	-7.67	2.20	-1.02	4.18	19.55	-18.38

　　农民用脚投票，这对农村医疗体系的发展提出了一个问题。农民大病去县城，小病在村里，乡镇卫生院发展对患者和人才的吸引均存在一定程度的不足，因此，乡镇卫生院的发展定位问题成为农村医疗体系发展中的一个重要问题。乡镇卫生院作为一级医疗机构，它不仅承担着治疗的任务，还承担着大量的公共卫生的职能。这个机构应该是一个全额拨款的机构还是一个靠服务赢利来维持发展的机构？这是一个值得探讨的问题。从调查看，各地的机制很不一样。北京在这方面已经做了很多探索性的工作，如把这一级机构的医疗卫生服务人员的经费全部纳入财政预算，而在很多地方，乡镇卫生院还是要靠赢利发工资。乡镇卫生

院的发展和定位对农村医疗体系建设来说是一个非常重要的问题。

  乡镇卫生的服务质量上不去，仅仅通过定点医院和补偿比例来引导农民到基层医院就诊的做法，不但不能提高乡镇卫生院的服务能力，反而还会起到保护落后的作用，在交通通信日趋方便的今天，这种做法的效果是有限的。乡镇基层医疗卫生机构发展滞后，已很难满足农民多层次、多类型的医疗卫生服务需求，安徽某县参合农民中只有10%左右的患者选择在乡镇卫生院治疗，绝大部分到县级以上医院就诊。① 农民就医上移是一个普遍趋势，这不但关系到乡镇卫生院的发展，也势必增加农民的医疗负担，影响农民医疗服务的大病可及性以及获得优质医疗服务的公平可及性，间接降低了新型农村合作医疗制度的保障效果。

  对改善当前农村医疗服务供给问题，笔者认为应该根据农民的需求对三级医疗机构有一个明确的职能定位。县级医院在农民的大病诊疗中承担了最主要的任务。从调查来看，新型农村合作医疗制度实施以来，县级医院的业务量增加很多，压力较大。应该根据这一级医疗机构在大病治疗中的作用，加大投资力度，大力引进和培养高素质医疗卫生技术人才，加强县级医疗机构的服务能力建设。

  目前，乡镇卫生院的服务质量不能满足农民的需求，业务量不足。现在一乡一个卫生院的状况应该有所改变，要根据县级医院以及乡镇卫生院的辐射能力，重新整合乡镇卫生院的力量，建设一批服务能力较强的区域性医院。

  村级医疗机构是大多数农民生病就医的首选，也是农民治疗小病的主要选择机构。新型农村合作医疗制度实施以来，有的地

---

  ① 《中国新型农村合作医疗制度困境》，《健康报》2007年12月13日。

方把村级医疗点纳入了定点机构的范围。其具体做法是把村级私人诊所强制纳入乡镇卫生院的服务网络，而限制其他私人开业的诊所。从我们的调查看，这种做法有很强的利益导向，从经济收益上对乡镇卫生院是有利的。一些乡镇卫生院在村里设医疗点，虽然派驻了正式的医疗卫生人员，但是由于这些人员并不是本村人，8小时以外很多要回到自己在镇里或者县城的家，不能像以前的村医那样随时应诊，反而对农民看病造成了不便。有的实行卫生院和村级诊所联合的方式，8小时以外由原来的村医来值班，但是由于隶属关系的变化，并不利于村医积极性的发挥。鉴于村级医疗服务的分散性以及乡村"熟人社会"的特点，村级医疗机构应该引入多元化服务提供机制，既要发展公立的村卫生室，也要大力鼓励私人诊所在农村的发展，通过多元化机制提高村级医疗机构的服务能力，培养一批高素质、留得住的村级医疗人才。

二　新农合实施对乡镇卫生院发展的影响——W县调查

乡镇卫生院是县乡村三级医疗网中的重要组成部分，它不仅承担着农村的公共卫生和卫生行政管理职能，还是农村医疗服务的主要提供者之一。第三次国家卫生服务调查结果表显示，2003年，农民经常利用的医疗卫生服务机构，首先是村卫生室（53.5%），其次是乡镇卫生院（25.8%），再次是县医院（10.7%），最后是县级以上医疗机构（10%）。[①]合作医疗制度实施以后，乡镇卫生院作为合作医疗的定点机构，在农村医疗服

---

① 卫生部统计信息中心：《中国卫生服务调查研究——第三次国家卫生服务调查分析报告》，中国协和医科大学出版社，2004，第33页。

务中的地位进一步加强。作为农村医疗服务体系中的关键一环,乡镇卫生院的服务能力和服务质量很大程度上影响着新型农村合作医疗的实际保障效果和农民的医疗服务水平。

新型农村合作医疗的开展既对乡镇卫生院发展有推动作用,也对乡镇卫生院的发展提出了新的要求。从现在的情况看,一方面新型合作医疗制度的实施促进了乡镇卫生院的发展,另一方面乡镇卫生院的发展状况也在一定程度上决定着新农合制度实施的效果。新农合能否取得良好的社会效益,农民能否获得质优价廉的医疗服务,看得上病、看得起病,最终还要看农村医疗服务网络能否提供良好的医疗服务。

2008 年暑假,我们对 W 县的新型农村合作医疗制度实施以后乡镇卫生院的发展进行了调研。从调查来看,合作医疗制度实施以来,乡镇卫生院有了一定发展,但是还远不能满足农民的医疗服务需要。

W 县是全国第一批新型农村合作医疗试点县,从 2003 年起,新型农村合作医疗制度已经运行 5 个周期。[①] 合作医疗的人均筹资标准从 2003 年的 21 元提高到 2007 周期的 50 元,参合率由 2003 年的 82.2% 上升到 2007 年的 91.7%,2007 年 W 县共有 31.406 万农民参加了农村合作医疗,人均筹资标准为 50 元,共筹集资金 1813.67 万元。截至 2007 年底,W 县已经为农民报销医药费（含门诊和住院）累计 3869.48 元。2007 年参合农民门诊实际补偿比例为 29%,次均门诊补偿 17.68 元;住院实际补偿比为 22%,次均住院补偿 675.62 元。新型农村合作医疗制度为缓

---

① 第一周期:2003 年 7 月 1 日至 2004 年 7 月 31 日;第二周期:2004 年 8 月 1 日至 2005 年 7 月 31 日;第三周期:2005 年 8 月 1 日至 2006 年 7 月 31 日;2006 周期:2006 年 8 月 1 日至 2006 年 12 月 31 日;2007 周期:2007 年 1 月 1 日至 2007 年 12 月 31 日。

解农民因病致贫、因病返贫发挥了重要的作用。

（一）W县新农合补偿资金流入乡镇卫生院的比例较大

从新农合补偿资金的流向看，2006 年、2007 年 W 县新型农村合作医疗补偿支出大部分流向了乡镇卫生院，2006 年、2007 年合作医疗补偿资金在各级医疗机构的分配比例（见表 12－6 和表 12－7）也可以看出来。2006 年，合作医疗门诊补偿和住院补偿资金合计有 44.02％流入了乡镇卫生院，2007 年乡镇卫生院直接获得的补偿比例是 30.68％，比 2006 年有所下降，但是由于 2007 年该县大部分村卫生室业务管理都纳入乡镇卫生院，他们之间有一个业务分成（四六分），乡镇卫生院为了有效分流病人，在村里直接设点也增多了，据了解，这种调整对乡镇卫生院有利。2007 年村级医疗机构达到 25.06％，这里面有很大比例也是乡镇卫生院的收入，所以，乡镇卫生院获得的合作医疗补偿总体应该不低于 2006 年。40％以上的资金流向了乡镇卫生院，合作医疗补偿对乡镇卫生院的支撑作用显然是非常大的。

表 12－6　2006 年度 W 县新型农村合作医疗补偿支出在各医疗机构的分配比例

单位：万元，%

补偿流向　＼　补偿项目	住院补偿支出		门诊补偿支出		总补偿支出	
	金额	比例	金额	比例	金额	比例
县外医疗机构	147.38	22.01	3.26	1.50	150.64	16.98
县级医疗机构	294.28	43.95	45.47	20.88	339.75	38.29
乡级医疗机构	227.99	34.05	162.66	74.71	390.65	44.02
村级医疗机构	—	—	6.34	2.91	6.34	0.71
合　　计	669.65	100	217.73	100	887.38	100

表 12 – 7　2007 年度 W 县新型农村合作医疗补偿支出流向

单位：万元，%

补偿流向 ＼ 补偿项目	住院补偿支出		门诊补偿支出		总补偿支出	
	金额	比例	金额	比例	金额	比例
县外医疗机构	212.45	25.13	5.28	0.70	217.73	13.59
县级医疗机构	354.06	41.88	137.40	18.15	491.46	30.67
乡级医疗机构	278.89	32.99	212.72	28.10	491.61	30.68
村级医疗机构	—	—	401.60	53.05	401.60	25.06
合　计	845.40	100	757.00	100	1602.40	100

资料来源：W 县卫生局合作医疗办公室相关统计资料汇总计算而得。

从医疗花费和补偿来看，乡镇卫生院的次均花费最低，补偿比例最高（见表 12 – 8）。按照总费用计算，乡镇卫生院的人均花费是 1520.32 元，补偿比例是 37.50%，其他机构的补偿比例则在 20% 以下，从保内费用看，乡镇卫生院的人均花费是 1400 多元，补偿比例在 40% 多，县级医疗机构则只有 30% 多，比乡镇卫生院大约低 10 个百分点。所以，乡镇卫生院主要吸引的是一般性疾病，花费少而补偿高。那些影响到家庭生活的灾难性疾病患者主要流向县级及以上医院，他们获得的补偿相对偏低。

表 12 – 8　2007 年不同医疗机构的补偿比例比较

医疗类型	住院总费用（万元）	保内费用（万元）	补偿比例（总费用,%）	补偿比例（保内费用,%）	人均总费用（元）	人均保内用费（元）	人均补偿额（元）
县外医疗机构	1250	868.63	17.00	24.46	11071.74	7693.80	1881.75
县级医疗机构	1791.45	1157.86	19.76	30.58	2759.47	1783.52	545.38
乡级医疗机构	743.74	691	37.50	40.36	1520.32	1412.51	570.09
合　计	2785.19	2717.49	30.35	31.11	2225.84	2171.73	675.62

（二）新农合实施后乡镇卫生院有了较快发展

从我们对 W 县卫生局和乡镇卫生院的调研情况看，新农合实施以后，乡镇卫生院有了较快发展。

1. 乡镇卫生院整合之后形成了一定的竞争

在实施新型农村合作医疗制度的过程中，W县整合了乡级医疗服务资源，乡镇卫生院数目从 2003 年的 18 处精简到 2008 年的 13 处，从而优化了乡级医疗服务网。为进一步提高乡镇卫生院医疗技术水平，更好地满足农民群众治病就医的需求，县卫生局在完成许孟卫生院"360 工程"建设项目基础上，严格按照全省实施"1127 工程"的统一部署要求，加强项目管理和基本建设程序管理，目前全县已有 9 处乡镇卫生院申报立项，其中设备购置、人员培训项目 9 处卫生院全部实施，房屋整修项目确定其中 4 处卫生院实施。同时，积极争取国债项目资金和革命老区专项转移支付资金，进一步加强其他医院基础设施建设。

W县新农合一个很好的做法是患者在看病可以任意选择医院，这一机制使医疗机构之间形成了一定的竞争。由于卫生部门既管合作医疗，又管定点医疗机构，在确定合作医疗定点时，容易导致对医疗机构的过度保护。据我们调查，有的县规定，一个乡镇辖区内的居民，必须到所在乡镇的卫生院去看病和转诊，否则就不能报销，客观上起了保护落后的作用。W县在制定报销制度时，不限制病人自由选择乡镇定点医院，这在一定程度上有助于乡镇卫生院竞争机制的形成，对乡镇卫生院提高业务和服务质量有一定的促进作用。

2. 乡镇卫生院业务收入大幅度增长

从我们调查的 3 家卫生院的情况看，[①] 合作医疗实施以后，

---

① 我们根据 W 县各乡镇经济状况，选择了 3 家卫生院，和卫生院院长进行了深入交谈，对卫生院 2000 年以来的发展状况进行了深入调研。

乡镇卫生院的业务有大幅度上升，而且上升的幅度与合作医疗补偿水平基本上是同步的（见图12-2），合作医疗补偿对乡镇卫生院发展的支持作用非常明显。

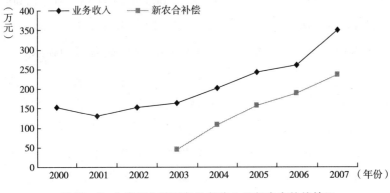

图12-2 3家卫生院历年业务收入及新农合补偿情况

从3家卫生院的情况看，合作医疗补偿资金2006年已经占到了其业务收入的72.52%（见表12-9），2007年有所降低，但也达到67.44%。在访谈中，他们估计的比例甚至更高，认为合作医疗带来的业务收入达到90%左右。这个估计也是合理的，因为患者自付部分也是乡镇卫生院的收入，这在一定程度上是合作医疗引发的。

表12-9 2000年以来乡镇卫生院的业务变化

卫生院	项目	2000年	2001年	2002年	2003年	2004年	2005年	2006年	2007年
Y1	出院人次（人次）	286	200	200	200	400	600	689	248
	次均住院花费（元）	240	200	245	274	160	452	352	875
	业务收入（万元）	54	34	42	49	70	78	85	100
	新农合补偿（万元）	—	—	—	4	24	67	58	72

卫生院	项目	2000 年	2001 年	2002 年	2003 年	2004 年	2005 年	2006 年	2007 年
Y2	出院人次（人次）	138	134	95	83	161	148	151	108
	次均住院花费(元)	935	676	905	987	1227	2132	2100	1664
	业务收入（万元）	61.8	64.4	60.7	61.5	64.9	95.3	101	162
	新农合补偿（万元）	—	—	—	35.7	51.7	53.4	87.9	102
Y3	出院人次（人次）	72	94	121	139	246	187	173	298
	次均住院花费(元)	822	580	830	1215	1241	1462	1322	1027.7
	业务收入（万元）	36.63	31.9	50.2	52.76	67.26	69.24	74.88	88.45
	新农合补偿（万元）	—	—	—	5.8	33.14	37.44	43.29	62.35
合 计	业务收入（万元）	152.43	130.3	152.9	163.26	202.16	242.54	260.88	350.45
	新农合补偿（万元）	—	—	—	45.5	108.84	157.84	189.19	236.35
	新农合补偿/业务收入(%)	—	—	—	27.87	53.84	65.08	72.52	67.44

资料来源：卫生院调查数据。

3. 乡镇卫生院创收的压力依然较大

自从 20 世纪 90 年代分税制改革以来，地方政府的财力被削弱，政府对卫生院的投入减少，有的甚至不再提供财政支持，没有政府投入，又要承担公共卫生服务的职能，乡镇卫生院的生存便成了问题。在政府投入不足的情况下，乡镇卫生院基本处于自负盈亏

的状态。为维持正常运转，卫生院经营不得不以增收为导向，通过
医疗服务和药品创收来弥补公共投入的不足。这就导致了乡镇卫生
院的公益性日渐淡薄，赢利性冲动日益增强。由于服务的性价比不
高，乡镇卫生院的生存一直比较困难。新农合的实施为乡镇卫生院
的发展带来了转机，如前面所述，新农合资金补偿的 40% 以上流向
了乡镇卫生院，对乡镇卫生院的发展是一个很好的促进。

新型农村合作医疗制度实施以后，虽然乡镇卫生院的状况有
所改善，但是总体来说，发展仍然比较困难。从全国来看，乡镇
卫生院一个非常普遍的问题是经费不足。目前 W 县对乡镇卫生院
的财政支持总体来看还是比较大的，财政拨款能够占经费支出的
40% 左右。但是，与前几年相比，似乎有所下降。从对 3 家卫生
院的调查来看，2000 ~ 2007 年，政府（包括乡、县、省三级政
府）对乡镇卫生院的财政经常性补助基本呈递增趋势，但财政经
常性补助占卫生院总收入的比重却呈下降趋势，2002 年这一比重
在 50% 以上，而 2007 年却下降到 40% 以下。

2003 年以来，乡镇卫生院的发展得益于合作医疗的发展，总
体状况有很大改善，但是乡镇卫生院创收的压力仍然非常大，目
前乡镇卫生院最大的压力仍然是保人员工资。这几年，虽然乡镇
卫生院的收入状况转好，但乡镇卫生院人员的工资还不能达到规
定的工资水平，乡镇卫生院医务人员的工资一般仅发到档案工资
的 70% ~ 80%。

（三）乡镇卫生院发展面临的问题

新农合的实施虽然给乡镇卫生院带来了新的机遇，但是如果
把新型农村合作医疗当做乡镇卫生院的救命稻草则有点儿本末倒
置。新型农村合作医疗制度是为农民看病难、看病贵开出的药
方，但是如果要依靠这一制度来拯救乡镇卫生院，则会降低合作

医疗的保障水平，降低合作医疗资金的使用效率。当前，新农合资金中很大一部分流入了乡镇卫生院，但是乡镇卫生院有能力接纳的仍然是小病和一般性疾病的患者，农民患大病还是要到县级及以上医院。很多地方新农合补偿政策一方面是分段补偿，向花费较高的患者倾斜；另一方面向乡镇卫生院倾斜，医院级别越低，补偿比例越高。这些政策的实际补偿结果则是花费较低的补偿比例较高，花费较高的补偿比例较低，新农合对大病的支持作用有限，资金使用效率不高。结果是有限的合作医疗资金反过来又补贴和养活了乡镇卫生院，削减了农民的合作医疗福利水平。这种政策实施后，乡镇卫生院服务质量上不去，带来的一个后果就是农民就医出现上移的趋势，这种趋势在我们调查的 W 县中存在，在全国也存在。从调查来看，目前乡镇卫生院发展面临的主要问题有以下几个方面。

一是乡镇卫生院业务量不足。乡镇卫生院也面临着生存竞争，一个重要问题是业务量不足，医院不能满负荷运转。据了解，其实际业务量只能达到40%，所以从乡镇卫生院的角度看，农村似乎绝对不存在看病难的问题。各乡镇卫生院都配备了专门接送病人的车辆，接送病人，对住院的病人，还提供免费伙食。可以说乡镇卫生院在吸引顾客（病人）上还是颇下了一番苦心的。业务量不足，原因是多方面的。首先，有些乡镇卫生院的区位优势不明显。由于现在乡村的交通越来越方便了，在近郊区，去乡镇卫生院的方便程度和去县级医院的方便程度相差不大，所以近郊区的乡镇卫生院在业务竞争上就明显处于劣势。在远郊区，乡镇卫生院具有比较明显的区位优势，情况要好一点。其次，乡镇卫生院的服务性价比不高。虽然乡镇卫生院的收费略低于县级医院，但是其医疗质量却远不能与县级医院相比，所以从医疗服务的性价比来看，乡镇卫生院不如县医院。在调查中发现，一些农民提到了对乡镇卫生院服务质量的不满，愿意到县医院接受治疗，驱使他们到县医院的主要因素还是医院的服务质量。这一方面体现了人们对健康的认识在提高，另一方面也反映了乡镇卫生院建设中存在的问题。农民小病在村里买点药就行了，大病更愿意去县级医院，乡镇卫生院的地位就比较尴尬（见表 12 – 10）。

表 12 – 10　村民生大病和生小病时常去的医疗机构

单位：次，%

医院类型	生大病			生小病		
	频次	百分比	有效百分比	频次	百分比	有效百分比
村卫生室	46	10.90	10.98	248	58.77	59.05
乡镇卫生院	121	28.67	28.88	154	36.49	36.67
县 医 院	242	57.35	57.76	9	2.13	2.14
其 他	10	2.37	2.39	9	2.13	2.14
小 计	419	99.29	100.00	420	99.53	100.00
缺 失	3	0.7109	—	2	0.47	—
合 计	422	100	—	422	100	—

资料来源：中国社会科学院合作医疗评估组抽样调查数据。

　　二是服务能力还有待提高。从我们调查的 3 家卫生院的情况看，2000 年以来，卫生院人员的素质在逐渐提高，中专及中专以下学历人员逐渐减少，逐渐从中专学历占多数向大专为主过渡，中专学历人员从 2000 年的 62.7% 减少到 2007 年的 35.7%，大专学历人员则从 31.8% 增长到 57.9%，大学本科学历者从 2000 年的 0.9% 增长到 2007 年的 3.7%，本科学历人员近两年增加较快。从职称结构看，2000 年以来乡镇卫生院人员中，中级职称的比例在提高，但是还没有高级职称人员。总体来看，乡镇卫生院的服务能力还是在逐渐提高，但是从乡镇卫生院在合作医疗中的地位看，它承担了大部分门诊和最大份额的住院报销，与这一地位相比，乡镇卫生院的服务能力还是有些不足，不能满足人民群体的服务需求。

三是体制需要创新。乡镇卫生院的发展对农民医疗卫生服务可及性的提高非常重要。目前，新型农村合作医疗的补偿政策向乡镇卫生院倾斜，对乡镇卫生院的发展有很大帮助，但是，如果仅靠合作医疗的支撑，乡镇卫生院不能提高服务能力，不改变其赢利目标，则可能影响新农村制度的社会效益。在 W 县调研时，一个乡镇卫生院院长给我们算了一笔账，他们那个卫生院，一年的人员经费和必要的办公经费加起来也就 30 多万元，辖区内人均 30 元的医疗费用就可以养活这个卫生院了，如果能够不靠创收生存，乡镇卫生院就能够大幅度降低医疗服务的价格，农民就能够获得比现在更多的实惠。但是在现行的体制下，乡镇卫生院的服务质量不高，又没有太大的价格优势，其发展受到很多限制。

当前，农民得了大病看不起仍然是一个非常普遍的问题。如果乡镇卫生能够提供价格低廉的基本医疗服务，农民的一般疾病基本上能在乡村两级医疗机构得到治疗，同时又不占用太多的合作医疗补偿资金，把有限的合作医疗资源用在农民的大病补贴上，提高大病的统筹层次和补偿比例，这将会大幅度提高农村合作医疗保障大病的能力。所以，以合作医疗发展为契机，通过财政补贴乡镇卫生院，把乡镇卫生院变成真正的公立医院，为农村提供质优价廉的基本医疗服务，把有限的合作医疗资金用在农民的大病补偿上，是解决农民看病难、看病贵的一个重要方面。

后　记

我的主要研究方向是消费分层问题，研究医疗问题源于一个偶然的机会。2003 年我国开始试点新型农村合作医疗制度，在世界银行的支持下，国务院发展研究中心成立了一个研究中国医疗体制改革问题的课题组，农村医疗是其中的一个子课题，由国务院发展研究中心韩俊老师负责，本人有幸成为课题组的成员。当时参与分析了百村调查的数据，并根据这些数据写了一个有关新型农村合作医疗的评估报告，该报告分 3 期刊登在《国研报告》上。这份报告受到国家和社会的重视。从写作这个报告起，我对中国农村医疗的研究也就放不下了。

2005 年我申请了国家社会科学基金的青年项目，对新型农村合作医疗制度进行绩效评估。在调查新型农村合作医疗制度实施的过程中，我感觉农民看病难、看病贵的问题不是一个新型合作医疗制度所能解决的，这是一个系统工程。它涉及农民的收入水平和支付能力、城乡关系等一系列深层次的社会问题。这些问题从根本上说，涉及农民这个群体如何平等地享有各项社会权利的问题。从农村合作医疗制度效果到农民的健康问题，再到农村医疗体系问题，每一个环节，我们都能看到城乡差距、农民经济社会地位低下所带来的健康不平等。所以对农村医疗的研究也成了一个无法结题的课题。在新型农村合作医疗制度评估的课题结题之后，这方面的研究却无法结束。本书即是在这个课题基础上扩充的结果。

　　近两年，随着新型农村合作医疗制度的实施，农民的看病难问题似乎不再是一个热点问题了。但是，笔者认为，新农合充其量只是在一定程度上提高了农民的医疗支付能力，而并不能解决农民健康状况恶化的问题。一般来说，健康水平的提高与经济发展水平是正相关的，在整理农民健康状况的统计资料时，我震惊地发现，20 世纪 80 年代中期以后，农村青壮年劳动力的健康状况绝对地下降了，其死亡率、两周患病率都有不同程度的上升。在经济迅速发展，人民生活水平迅速提高的阶段，一个最大的劳动力群体的健康状况绝对下降是不正常的，也是不应该的。这意味着，今天的发展是在拿一个群体的健康换取社会财富，是一种涸泽而渔的做法。从个体来说，是一个个家庭受到了伤害，从全社会来说，是我们国家的劳动力资源受到了损害。这背后的根源，其实是我国城乡关系的严重失衡。

　　当前，我国已经进入职业病的高发期，农民工是职业病的主要受害者。有一位做劳工问题的学者告诉我，他在做尘肺病人的访谈，原以为做 100 个个案就可以窥见这个群体的大概面貌，但是，当他走进村子，100 多个个案访谈做下来后，发现每一个个案背后都有不一样的血泪故事。很多事实是触目惊心的、令人痛心的。张海超"开胸验肺"以一种悲情的方式把农民工的职业病困境带进了公众视野，但是这个问题的解决几乎还没有开始。我国患职业病的人数巨大，却没有一个完全的统计资料，这些年来职业病诊疗机构和医疗人员不但没有增长，反而在萎缩，有关职业病的文献在 20 世纪 80 年代末期以后也迅速减少了，这与职业病人不断增加的趋势是背道而驰的。职业病频发，国家、社会和研究人员对这个问题的关注却很不够。当前，由各种职业病维权带来的社会冲突和社会矛盾不断出现，农民工的劳动保护和职业病治疗已经到了刻不容缓的地步了，非常希望国家能够重视劳动者的职业保护，加大监管力度，从源头上解决这个问题；也非常希望那些得了职业病的工人能够得到有效的治疗。

当前，新医改正在各地展开，取得了很大的成就。就解决农民看病难、看病贵问题而言，笔者认为，在我国这样一个城乡差距巨大的国家，控制医疗价格、提供质优价廉的基本医疗服务至关重要。在西方国家，什么样的医疗价格是一个博弈的结果，发达的资本主义国家内部，其医疗体系的差别也非常大。美国是医疗价格非常高的国家，虽然美国人富有，人口也不多，但是高昂的医疗费用对美国以及美国中产阶级来说，仍然是一个非常沉重的负担。对于我国这样一个有 13 亿人口的大国来说，高医疗价格对国家来说是难以负担的。而对于收入水平远低于城市居民的农民来说，即使有新农合的补助，也很难承受城乡一体化的、城市居民尚且难以承受的医疗高价格。所以，医改是没有什么蓝本的，关键是让 13 亿人，特别是农民能够享受到廉价的基本医疗服务，得了大病能够看得起。

本书付梓了，但只能算是一个阶段的工作画上了句号，很多问题还亟待深入研究，特别是书中有关医疗服务体系问题的探讨，还非常肤浅，甚为惭愧。本人水平所限，书中难免挂一漏万，敬请广大读者批评指正。

本书的完成得益于很多人的帮助，我要对他们表达我最诚挚的谢意！首先，感谢国家社科基金的资助以及社科基金匿名评审人的中肯评价和辛苦劳动。其次，感谢在本课题调研中给予我大力支持的卫生部和地方卫生部门的相关领导和工作人员，没有他们的支持，本书的完成是不可能的。如在湖南调研时，正值盛夏，酷热难耐，正是由于当地卫生部门的无私帮助，才使调研顺利完成，至今令我感动不已。再者，感谢所有对本课题的完成给予帮助的众多老师和朋友。尤其要感谢陆学艺老师、韩俊老师、唐钧老师在课题研究中给予的非常有价值的指导，感谢卢海元师兄、周批改师兄、刘金伟博士、姜海珊博士、黄梅博士、王丽珂博士在课题调研中给予的大力支持和帮助，感谢北京工业大学、湘潭大学的老师和同学们在课题调查中付出的辛苦劳动。最后，感谢北京工业大学 211 办和人文学院对本书出版给予资助，感谢唐军老师、吴力子老师对本书出版的大力支持，感谢社科文献出版社的邓泳红女士、王颉老师、高振华编辑，没有他们的大力支持和辛勤劳动，本书不可能顺利出版。

图书在版编目（CIP）数据

地位与健康：农民的健康风险、医疗保障及医疗服务可
及性／赵卫华著 . —北京：社会科学文献出版社，2012.12
ISBN 978 - 7 - 5097 - 3785 - 9

Ⅰ.①地…　Ⅱ.①赵…　Ⅲ.①农村 - 合作医疗 - 医疗
保健制度 - 研究 - 中国　Ⅳ.①R197.1

中国版本图书馆 CIP 数据核字（2012）第 218163 号

地位与健康
—— 农民的健康风险、医疗保障及医疗服务可及性

著　　者／赵卫华

出 版 人／谢寿光
出 版 者／社会科学文献出版社
地　　址／北京市西城区北三环中路甲 29 号院 3 号楼华龙大厦
邮政编码／100029

责任部门／皮书出版中心（010）59367127　　责任编辑／高振华　姚冬梅
电子信箱／pishubu@ ssap. cn　　　　　　　　责任校对／曹艳浏
项目统筹／邓泳红　　　　　　　　　　　　　责任印制／岳　阳
经　　销／社会科学文献出版社市场营销中心（010）59367081　59367089
读者服务／读者服务中心（010）59367028

印　　装／北京季蜂印刷有限公司
开　　本／787mm×1092mm　1/20　　　　　印　　张／14
版　　次／2012 年 12 月第 1 版　　　　　　 字　　数／215 千字
印　　次／2012 年 12 月第 1 次印刷
书　　号／ISBN 978 - 7 - 5097 - 3785 - 9
定　　价／49. 00 元